MW01674989

ITALIENISCHE REZEPTE 2022

Italienisches Kochbuch mit schnellen

JAN SCHULTZ

INHALTSVERZEICHNIS

Garnelen-Reis-Salat

Insalata di Riso con Gamberi

Ergibt 4 Portionen

Fiumicino außerhalb Roms ist bekannt als Standort eines der größten Flughäfen Italiens, benannt nach dem Künstler Leonardo Da Vinci. Fiumicino ist aber auch ein Seehafen, in den die Römer im Sommer gerne gehen, um die kühle Brise zu genießen und in einem der großartigen Fischrestaurants am Ufer zu essen. In Bastianelli al Molo saßen wir unter einem großen weißen Regenschirm auf der Terrasse und beobachteten das Meer. Ich hatte eine Mahlzeit mit mehreren Gängen, die diesen einfachen Garnelen-Reis-Salat enthielt.

Gekochter Langkornreis härtet im Kühlschrank aus. Machen Sie diesen Salat also kurz vor dem geplanten Servieren.

2 Tassen Langkornreis

1/3 Tasse natives Olivenöl extra

3 Esslöffel frischer Zitronensaft

1 Pfund mittelgroße Garnelen, geschält und entdarmt

1 Bund Rucola

2 mittelgroße Tomaten, in Keile geschnitten

1. 4 Tassen Wasser in einem großen Topf zum Kochen bringen. Fügen Sie den Reis und 1 Teelöffel Salz hinzu. Gut umrühren. Reduzieren Sie die Hitze auf niedrig, decken Sie die Pfanne ab und kochen Sie 16 bis 18 Minuten, bis der Reis zart ist. Gießen Sie den Reis in eine große Schüssel.

2. In einer kleinen Schüssel Öl, Zitronensaft sowie Salz und Pfeffer nach Belieben verquirlen. Das halbe Dressing in den Reis einrühren und abkühlen lassen.

3. Schneiden Sie die harten Stängel der Rucola ab und werfen Sie alle vergilbten oder gequetschten Blätter weg. Waschen Sie den Rucola in mehreren kühlen Wasserwechseln. Sehr gut trocknen. Den Rucola in mundgerechte Stücke zerreißen.

4. 2 Liter Wasser in einem mittelgroßen Topf zum Kochen bringen. Fügen Sie die Garnelen und das Salz hinzu, um zu schmecken. Zum Kochen bringen und ca. 2 Minuten kochen, bis die Garnelen rosa sind und gerade durchgekocht sind. Ablassen und unter fließendem Wasser abkühlen lassen.

5. Schneiden Sie die Garnelen in mundgerechte Stücke. Rühren Sie die Garnelen und Rucola in den Reis. Den Rest des Dressings hinzufügen und gut umrühren. Würzen und Gewürze anpassen. Mit den Tomaten garnieren. Sofort servieren.

Garnelen-, Orangen- und Sardellensalat

Insalata di Gamberi, Arancia und Acciughe

Ergibt 4 Portionen

Eines meiner Lieblingsrestaurants in Venedig ist La Corte Sconta, "der versteckte Innenhof". Trotz seines Namens ist es nicht allzu schwer zu finden, da es sich um eine sehr beliebte Trattoria handelt, die ein Menü mit allen Meeresfrüchtegerichten serviert. Dieser Salat, pikant mit Dijon-Senf, ist von einem inspiriert, den ich dort gegessen habe.

1 kleine rote Zwiebel, dünn geschnitten

2 Teelöffel Dijon-Senf

1 Knoblauchzehe, leicht zerkleinert

4 Teelöffel frischer Zitronensaft

1/4 Tasse natives Olivenöl extra

1 Teelöffel gehackter frischer Rosmarin

Salz und frisch gemahlener schwarzer Pfeffer

24 große Garnelen, geschält und entdarmt

4 Nabelorangen, geschält, weißes Mark entfernt und in Scheiben geschnitten

1 (2 Unzen) Dose Sardellenfilets, abgetropft

1. Legen Sie die Zwiebel in eine mittelgroße Schüssel mit sehr kaltem Wasser, um sie zu bedecken. 10 Minuten stehen lassen. Die Zwiebel abtropfen lassen, erneut mit sehr kaltem Wasser bedecken und weitere 10 Minuten stehen lassen. (Dadurch wird der Zwiebelgeschmack weniger scharf.) Die Zwiebel trocken tupfen.

2. Senf, Knoblauch, Zitronensaft, Öl und Rosmarin in einer großen Schüssel nach Belieben mit Salz und frisch gemahlenem schwarzen Pfeffer verquirlen.

3. Einen mittelgroßen Topf mit Wasser bei mittlerer Hitze zum Kochen bringen. Fügen Sie die Garnelen und das Salz hinzu, um zu schmecken. Kochen, bis die Garnelen rosa werden und je nach Größe ca. 2 Minuten durchgegart sind. Ablassen und unter fließendem Wasser abkühlen lassen.

4. Die Garnelen mit dem Dressing in die Schüssel geben und gut umrühren. Die Brunnenkresse auf Serviertellern anrichten. Top mit den Orangenscheiben. Die Garnelen löffeln und über die

Orangen legen. Die Zwiebelscheiben darüber streuen. Sofort servieren.

Sardinen-Rucola-Salat

Insalata con le Sarde

Ergibt 2 Portionen

Dieser Salat basiert auf einem Salat, den ich in Rom probiert habe und der auf einer dicken Scheibe geröstetem Brot serviert und als Bruschetta serviert wurde. Obwohl ich die Kombination mochte, war es schwer zu essen. Ich bevorzuge es, das Brot als Beilage zu servieren. In Olivenöl verpackte Sardinen in Dosen haben einen köstlichen Rauchgeschmack, der diesem einfachen Salat viel hinzufügt.

1 großer Bund Rucola

2 Esslöffel Olivenöl

1 Esslöffel frischer Zitronensaft

Salz und frisch gemahlener schwarzer Pfeffer

1/2 Tasse schwarz gehärtete Oliven, entkernt und in 2 oder 3 Stücke geschnitten

1 (3 Unzen) Dose Sardinen in Olivenöl

2 Frühlingszwiebeln in dünne Scheiben schneiden

4 Scheiben italienisches Brot, geröstet

1. Schneiden Sie die harten Stängel der Rucola ab und werfen Sie alle vergilbten oder gequetschten Blätter weg. Waschen Sie den Rucola in mehreren kühlen Wasserwechseln. Sehr gut trocknen. Den Rucola in mundgerechte Stücke zerreißen.

2. In einer großen Schüssel Öl, Zitronensaft sowie Salz und Pfeffer nach Belieben verquirlen. Rucola, Oliven, Sardinen und Frühlingszwiebeln hinzufügen und gut verrühren. Würzen und Gewürze anpassen.

3. Sofort mit dem gerösteten Brot servieren.

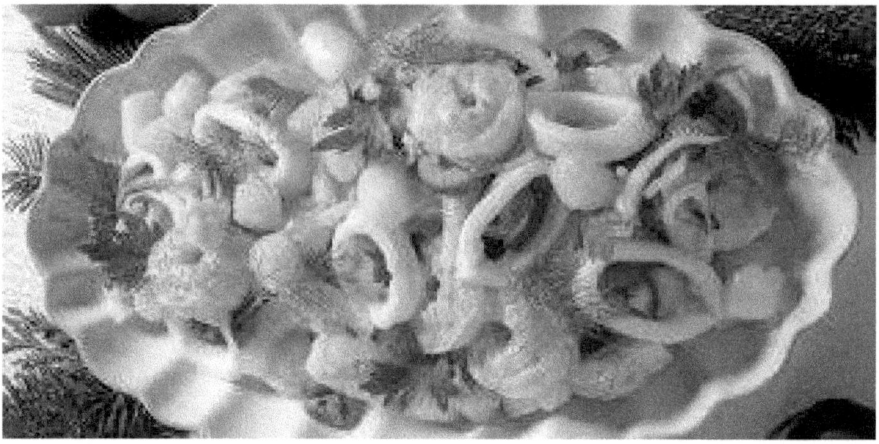

Gegrillter Jakobsmuschelsalat

Insalata di Capesante alla Griglia

Ergibt 3 bis 4 Portionen.

Große, pralle Jakobsmuscheln werden köstlich gegrillt und auf einem Bett aus zartem Salat und Tomaten serviert. Die Jakobsmuscheln können auf einem Außengrill gekocht werden, aber ich mache diesen Salat das ganze Jahr über, deshalb koche ich die Jakobsmuscheln meistens auf einer Grillpfanne. Dieser Salat ist inspiriert von einem, den ich oft im I Trulli Restaurant und Enoteca in New York genossen habe.

Olivenöl

1 Pfund große Jakobsmuscheln, gespült

2 Esslöffel frischer Zitronensaft

Salz und frisch gemahlener schwarzer Pfeffer

2 Esslöffel gehacktes frisches Basilikum

1 Esslöffel gehackte frische Minze

2 große reife Tomaten, in mundgerechte Stücke geschnitten

6 Tassen zartes Salatgrün, in mundgerechte Stücke zerrissen

1. Erhitzen Sie eine Grillpfanne bei mittlerer bis hoher Hitze, bis ein Tropfen Wasser brutzelt, wenn er auf die Oberfläche fällt. Die Pfanne leicht mit Öl bestreichen.

2. Die Jakobsmuscheln trocken tupfen und auf die Grillpfanne legen. 2 Minuten kochen lassen, bis die Jakobsmuscheln leicht gebräunt sind. Die Jakobsmuscheln wenden und in der Mitte 1 bis 2 Minuten bräunen und leicht durchscheinend kochen.

3. In einer großen Schüssel den Zitronensaft mit 3 EL Öl verquirlen. Fügen Sie die Jakobsmuscheln hinzu und werfen Sie gut. 5 Minuten stehen lassen und ein- oder zweimal umrühren.

4. Die Kräuter und Tomaten zu den Jakobsmuscheln geben und vorsichtig umrühren.

5. Den Salat auf Serviertellern anrichten. Top mit der Jakobsmuschelmischung und sofort servieren.

Venezianischer Krabbensalat

Insalata di Granseola

Ergibt 6 Portionen

In Venedig gibt es viele Weinbars, Bacari genannt, in denen sich Menschen treffen, um Freunde zu treffen und ein Glas Wein und kleine Teller mit Essen zu probieren. Dieser delikate Salat aus großen Krabben, Granseole genannt, wird oft als Belag für Crostini serviert. In formelleren Restaurants wird es elegant in Radicchio-Tassen serviert. Es ist eine schöne Vorspeise für ein Sommeressen.

2 Esslöffel gehackte frische Petersilie

1⁄4 Tasse natives Olivenöl extra

2 Esslöffel frischer Zitronensaft

Salz und frisch gemahlener schwarzer Pfeffer nach Geschmack

1 Pfund frisches Krabbenfleisch, gepflückt

Radicchio geht

1. In einer mittelgroßen Schüssel Petersilie, Öl, Zitronensaft sowie Salz und Pfeffer nach Belieben verquirlen. Das Krabbenfleisch hinzufügen und gut umrühren. Geschmack zum Würzen.

2. Die Radicchio-Blätter auf Serviertellern anrichten. Schaufeln Sie den Salat auf die Blätter. Sofort servieren.

Calamari-Salat mit Rucola und Tomaten

Insalata di Calamari

Ergibt 6 Portionen

Die kreuz und quer verlaufenden Schnitte auf der Oberfläche der Calamari (Tintenfisch) führen dazu, dass sich die Stücke beim Kochen fest zusammenrollen. Dies macht den Calamari nicht nur zart, sondern macht ihn auch sehr attraktiv.

Für den besten Geschmack eine gute Marinierzeit einplanen. Sie können die Calamari bis zu drei Stunden im Voraus zubereiten.

11⁄2 Pfund gereinigte Calamari (Tintenfisch)

2 gehackte Knoblauchzehen

2 Esslöffel gehackte frische Petersilie

5 Esslöffel Olivenöl

2 Esslöffel frischer Zitronensaft

Salz und frisch gemahlener schwarzer Pfeffer

1 großer Bund Rucola

1 Esslöffel Balsamico-Essig

1 Tasse Kirsch- oder Traubentomaten, halbiert

1. Die Calamari der Länge nach aufschneiden und flach öffnen. Ritzen Sie die Körper mit einem scharfen Messer ein und machen Sie diagonale Linien in einem Abstand von etwa 1/4 Zoll. Drehen Sie das Messer und machen Sie diagonale Linien in die entgegengesetzte Richtung, um ein kreuz und quer verlaufendes Muster zu bilden. Schneiden Sie jeden Tintenfisch in 2-Zoll-Quadrate. Schneiden Sie die Basis jeder Gruppe von Tentakeln in zwei Hälften. Die Stücke abspülen, abtropfen lassen und in eine Schüssel geben.

2. Fügen Sie den Knoblauch, die Petersilie, 2 Esslöffel Olivenöl, den Zitronensaft sowie Salz und Pfeffer hinzu, um zu schmecken, und werfen Sie gut. Abdecken und bis zu 3 Stunden vor dem Kochen marinieren.

3. Übertragen Sie den Tintenfisch und die Marinade in eine große Pfanne. Bei mittlerer bis hoher Hitze unter häufigem Rühren etwa 5 Minuten kochen, bis der Tintenfisch undurchsichtig ist.

4. Schneiden Sie die harten Stängel der Rucola ab und werfen Sie alle vergilbten oder gequetschten Blätter weg. Waschen Sie den Rucola in mehreren kühlen Wasserwechseln. Sehr gut trocknen.

Den Rucola in mundgerechte Stücke zerreißen. Den Rucola auf einer Platte anrichten.

5. In einer kleinen Schüssel die restlichen 3 Esslöffel Öl und Essig sowie Salz und Pfeffer nach Geschmack verquirlen. Über den Rucola gießen und gut umrühren. Den Tintenfisch über den Rucola geben. Die Tomaten darüber streuen und sofort servieren.

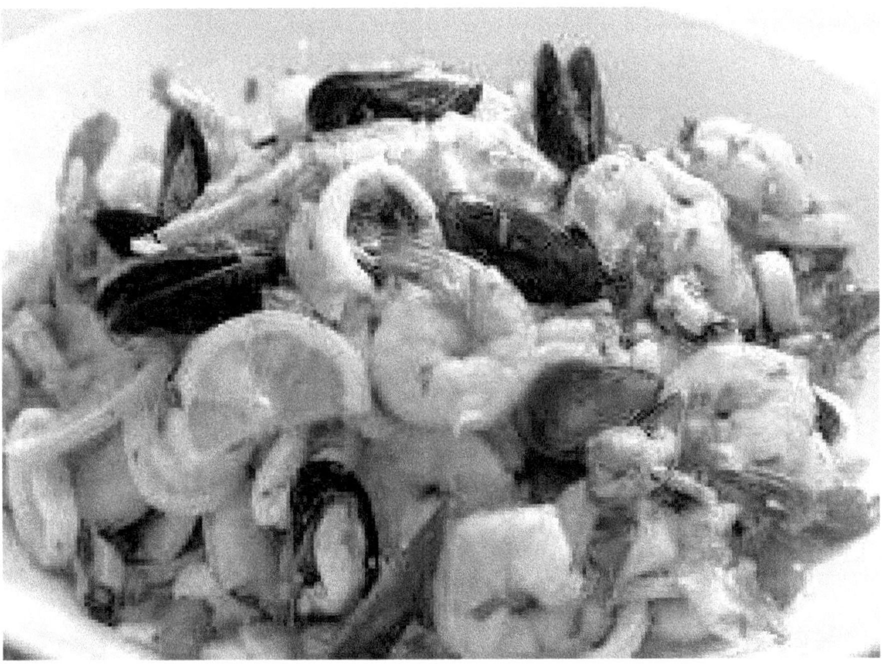

Hummersalat

Insalata di Aragosta

Ergibt 4 bis 6 Portionen

Sardinien ist berühmt für seine Schalentiere, insbesondere Langusten, bekannt als Astice, und süße Garnelen. Mein Mann und ich aßen diesen frisch schmeckenden Salat in einer kleinen Trattoria am Meer in Alghero, als wir den Fischern zusahen, wie sie ihre Netze für die Arbeit am nächsten Tag reparierten. Einer saß barfuß auf dem Dock. Mit den Zehen umklammerte er ein Ende des Netzes und hielt es straff, so dass beide Hände zum Nähen frei waren.

Dieser Salat kann eine ganze Mahlzeit oder ein erster Gang sein. Eine Flasche gekühlte sardische Vernaccia wäre die perfekte Begleitung.

Einige Fischmärkte dämpfen die Hummer für Sie und ersparen Ihnen einen Schritt.

4 Hummer (jeweils ca. 11⁄4 Pfund)

1 mittelrote Zwiebel, halbiert und in dünne Scheiben geschnitten

6 Basilikumblätter

4 zarte Sellerierippen, in dünne Scheiben geschnitten

Etwa 1⁄2 Tasse natives Olivenöl extra

2 bis 3 Esslöffel frischer Zitronensaft

Salz und frisch gemahlener schwarzer Pfeffer

Salatblätter

8 dünne Scheiben knuspriges italienisches Brot

1 Knoblauchzehe

3 große reife Tomaten, in Keile geschnitten

1. Stellen Sie ein Gestell oder einen Dampfkorb auf den Boden eines Topfes, der groß genug ist, um alle vier Hummer aufzunehmen. (Ein 8- oder 10-Liter-Topf sollte funktionieren.) Fügen Sie Wasser hinzu, um direkt unter das Gestell zu gelangen. Das Wasser zum Kochen bringen. Fügen Sie die Hummer hinzu und decken Sie den Topf ab. Wenn das Wasser wieder kocht und Dampf aus dem Topf entweicht, kochen Sie die Hummer je nach Größe 10 Minuten oder länger. Übertragen Sie die Hummer auf eine Platte und lassen Sie abkühlen.

2. Die Zwiebel in eine kleine Schüssel geben und mit Eiswasser bedecken. 15 Minuten stehen lassen. Ersetzen Sie das Wasser und lassen Sie es weitere 15 Minuten stehen. Abtropfen lassen und trocken tupfen.

3. In der Zwischenzeit das Hummerfleisch aus den Schalen nehmen. Brechen Sie die Hummerschwänze ab. Entfernen Sie mit einer Geflügelschere die dünne Schale, die das Schwanzfleisch bedeckt. Schlagen Sie mit der stumpfen Seite des Messers auf die Krallen, um sie zu knacken. Brechen Sie die Krallen auf. Entfernen Sie das Fleisch mit Ihren Fingern. Schneiden Sie das Fleisch in dünne Scheiben und legen Sie es in eine große Schüssel.

4. Stapeln Sie die Basilikumblätter und schneiden Sie sie quer in dünne Bänder. Basilikum, Sellerie und Zwiebel mit dem Hummer in die Schüssel geben. Mit 1/4 Tasse Öl und Zitronensaft beträufeln und mit Salz und Pfeffer abschmecken. Gut werfen. Die Hummermischung auf vier mit Salatblättern ausgekleideten Tellern anrichten.

5. Toasten Sie das Brot und reiben Sie es mit einer geschnittenen Knoblauchzehe ein. Den Toast mit dem restlichen Öl beträufeln und mit Salz bestreuen. Die Platte mit Toast und Tomatenschnitzen garnieren. Sofort servieren.

Toskanischer Thunfisch-Bohnen-Salat

Insalata di Tonno alla Toscana

Ergibt 6 Portionen

Toskanische Köche sind berühmt für ihre Fähigkeit, Bohnen genau richtig zu kochen. Zart, cremig und voller Geschmack machen die Bohnen aus einem gewöhnlichen Gericht etwas Besonderes, wie diesen klassischen Salat. Wenn Sie es finden können, kaufen Sie ventresca di tonno, Thunfischbauch, in gutem Olivenöl eingelegt. Der Bauch gilt als der feinste Teil des Thunfischs. Es ist teurer, aber voller Geschmack, mit einer fleischigen Textur.

3 Esslöffel natives Olivenöl extra

1 bis 2 Esslöffel frischer Zitronensaft

Salz und frisch gemahlener schwarzer Pfeffer

3 Tassen gekochte oder konservierte Cannellini-Bohnen, abgetropft

2 zarte Sellerierippen, in dünne Scheiben geschnitten

1 kleine rote Zwiebel, sehr dünn geschnitten

2 (7 Unzen) Dosen italienischer Thunfisch in Olivenöl verpackt

2 oder 3 belgische Endivien, geschnitten und in Speere getrennt

1. In einer mittelgroßen Schüssel Öl, Zitronensaft und Salz nach Belieben verquirlen und reichlich Pfeffer mahlen.

2. Fügen Sie die Bohnen, den Sellerie, die Zwiebel und den Thunfisch hinzu. Gut umrühren.

3. Ordnen Sie die Endivienspeere auf einer Platte. Top mit dem Salat. Sofort servieren.

Couscous Thunfischsalat

Insalata di Tonno e Cuscusu

Ergibt 4 Portionen

Couscous wird in mehreren italienischen Regionen, einschließlich Teilen Siziliens und der Toskana, gegessen. In der sizilianischen Stadt San Vito lo Capo findet jedes Jahr ein Couscous-Festival statt, das Hunderttausende Besucher aus aller Welt anzieht. Traditionell wird der Couscous mit einer Vielzahl von Meeresfrüchten, Fleisch oder Gemüse gekocht und heiß serviert. Dieser schnelle Thunfisch-Couscous-Salat ist ein zufriedenstellendes, modernes Gericht.

1 Tasse schnell kochender Couscous

Salz

2 Esslöffel gehacktes frisches Basilikum

3 Esslöffel Olivenöl

2 Esslöffel Zitronensaft

Frisch gemahlener schwarzer Pfeffer

1 Dose italienischer Thunfisch in Olivenöl verpackt

2 zarte Sellerierippen, gehackt

1 Tomate, gehackt

1 kleine Gurke, geschält, entkernt und gehackt

1. Den Couscous mit Salz nach Geschmack gemäß den Anweisungen in der Packung kochen.

2. In einer kleinen Schüssel Basilikum, Öl, Zitronensaft sowie Salz und Pfeffer nach Belieben verquirlen. Den warmen Couscous einrühren. Gut mischen. Würzen und Gewürze anpassen. Den Thunfisch abtropfen lassen und mit Sellerie, Tomate und Gurke in die Schüssel geben.

3. Gut umrühren. Würzen und Gewürze anpassen. Bei Raumtemperatur servieren oder kurz im Kühlschrank kalt stellen.

Thunfischsalat mit Bohnen und Rucola

Insalata di Tonno, Fagioli und Rucola

Ergibt 2 bis 4 Portionen

Ich denke, ich könnte ein ganzes Buch über meine Lieblings-Thunfischsalate schreiben. Dies ist eine, die ich oft für ein schnelles Mittag- oder Abendessen mache.

1 großes Bündel Rucola oder Brunnenkresse

2 Tassen gekochte oder konservierte Cannellini oder Cranberry Bohnen, abgetropft

1 Dose italienischer Thunfisch in Olivenöl verpackt

1/4 Tasse gehackte rote Zwiebel

2 Esslöffel Kapern, gespült und abgetropft

1 Esslöffel frischer Zitronensaft

Salz und frisch gemahlener schwarzer Pfeffer

Zitronenscheiben zum Garnieren

1. Schneiden Sie die zähen Stängel der Rucola oder Brunnenkresse ab und werfen Sie alle vergilbten oder gequetschten Blätter weg.

Waschen Sie den Rucola in mehreren kühlen Wasserwechseln. Sehr gut trocknen. Zerreißen Sie das Grün in mundgerechte Stücke.

2. In einer großen Salatschüssel die Bohnen, den Thunfisch und das Öl, die roten Zwiebeln, die Kapern und den Zitronensaft verrühren. Gut werfen.

3. Das Gemüse einrühren und mit Zitronenscheiben garniert servieren.

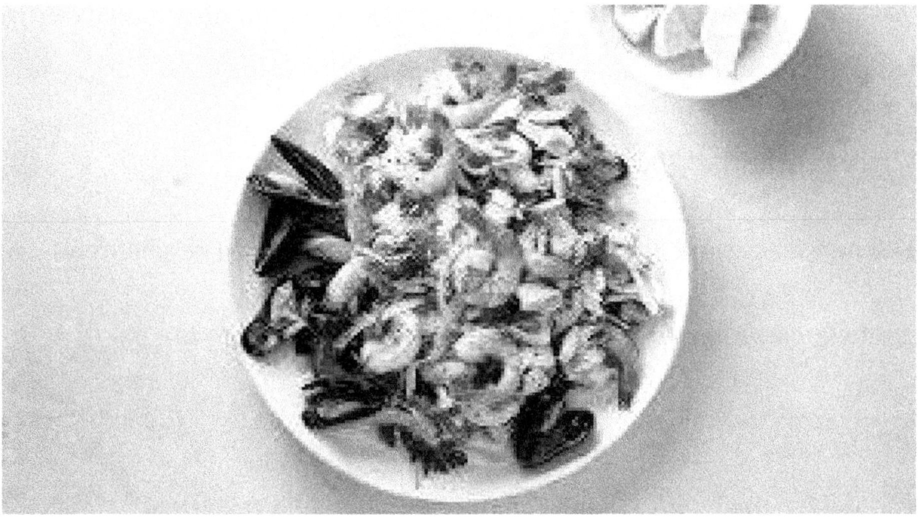

Freitagabend Thunfischsalat

Insalata di Venerdi Sera

Ergibt 4 Portionen

Zu einer Zeit waren Freitage fleischlose Tage in katholischen Häusern. Das Abendessen in unserem Haus bestand normalerweise aus Nudeln und Bohnen und diesem einfachen Salat.

1 Dose italienischer Thunfisch in Olivenöl verpackt

2 Rippen Sellerie mit Blättern, geschnitten und in Scheiben geschnitten

2 mittelgroße Tomaten, in mundgerechte Stücke geschnitten

2 hart gekochte Eier, geschält und geviertelt

3 oder 4 Scheiben rote Zwiebel, dünn geschnitten und geviertelt

Prise getrockneter Oregano

2 Esslöffel natives Olivenöl extra

1/2 eines mittelgroßen Kopfes Römersalat, gespült und getrocknet

Zitronenscheiben

1. Den Thunfisch mit seinem Öl in eine große Schüssel geben. Den Thunfisch mit einer Gabel in Stücke schneiden.

2. Fügen Sie den Sellerie, die Tomaten, die Eier und die Zwiebel zum Thunfisch hinzu. Mit Oregano und Olivenöl bestreuen und leicht verrühren.

3. Die Salatblätter auf einer Platte anrichten. Top mit dem Thunfischsalat. Mit Zitronenschnitzen garnieren und sofort servieren.

Gorgonzola und Haselnuss Dressing

Salsa di Gorgonzola und Nocciole

Macht etwa 2/3 Tasse

Ich hatte dieses Dressing im Piemont, wo es auf Endivienblättern serviert wurde, aber es ist gut für eine beliebige Anzahl von zähen Grüns wie Frisée, Escarole oder Spinat.

4 Esslöffel natives Olivenöl extra

1 Esslöffel Rotweinessig

Salz und frisch gemahlener schwarzer Pfeffer

2 Esslöffel zerbröckelte Gorgonzola

1/4 Tasse gehackte geröstete Haselnüsse (sieheToasten und Hautnüsse)

In einer kleinen Schüssel Öl, Essig sowie Salz und Pfeffer nach Belieben verquirlen. Gorgonzola und Haselnüsse einrühren. Sofort servieren.

Zitronencreme-Dressing

Salsa di Limone alla Panna

Macht etwa 1⁄3 Tasse

Ein bisschen Sahne nimmt einem zitronigen Dressing den Rand. Ich mag das auf zarten Salatblättern.

3 Esslöffel natives Olivenöl extra

1 Esslöffel frischer Zitronensaft

1 Esslöffel Sahne

Salz und frisch gemahlener schwarzer Pfeffer

In einer kleinen Schüssel alle Zutaten verquirlen. Sofort servieren.

Orangenhonig-Dressing

Citronette al'Arancia

Macht etwa 1⁄3 Tasse

Die Süße dieses Dressings passt perfekt zu gemischten Grüns wie Mesclun. Oder probieren Sie es mit einer Kombination aus Brunnenkresse, roten Zwiebeln und schwarzen Oliven.

3 Esslöffel natives Olivenöl extra

1 Teelöffel Honig

2 Esslöffel frischer Orangensaft

Salz und frisch gemahlener schwarzer Pfeffer

In einer kleinen Schüssel alle Zutaten verquirlen. Sofort servieren.

Fleischbrühe

Brodo di Carne

Macht etwa 4 Liter

Hier ist eine Grundbrühe aus verschiedenen Fleischsorten, die für Suppen, Risotti und Eintöpfe verwendet werden kann. Eine gute Brühe sollte voller Geschmack sein, aber nicht so aggressiv, dass sie den Geschmack des Gerichts übernimmt. Rindfleisch, Kalbfleisch und Geflügel können verwendet werden, aber vermeiden Sie Schweinefleisch oder Lammfleisch. Ihr Geschmack ist stark und kann die Brühe überwältigen. Variieren Sie die Fleischanteile für diese Brühe nach Ihrem Geschmack oder nach den Zutaten, die Sie zur Hand haben.

2 Pfund fleischige Rindfleischknochen

2 Pfund Kalbsschulter mit Knochen

2 Pfund Hühner- oder Truthahnteile

2 Karotten, geschnitten und in 3 oder 4 Stücke geschnitten

2 Sellerierippen mit Blättern, in 3 oder 4 Stücke geschnitten

2 mittelgroße Zwiebeln, geschält, aber ganz gelassen

1 große Tomate oder 1 Tasse gehackte Tomatenkonserven

1 Knoblauchzehe

3 oder 4 Zweige frische Petersilie mit Stielen

1. Kombinieren Sie in einem großen Suppentopf die Fleisch-, Knochen- und Hühnerteile. 6 Liter kaltes Wasser hinzufügen und bei mittlerer Hitze zum Kochen bringen.

2. Stellen Sie die Hitze so ein, dass das Wasser kaum kocht. Schaum und Fett abschöpfen, die an der Oberfläche der Brühe aufsteigen.

3. Wenn der Schaum nicht mehr aufsteigt, fügen Sie die restlichen Zutaten hinzu. 3 Stunden kochen lassen und die Hitze so regulieren, dass die Flüssigkeit leicht sprudelt.

4. Lassen Sie die Brühe kurz abkühlen und geben Sie sie in Plastikbehälter. Die Brühe kann sofort verwendet werden oder vollständig abkühlen, dann abgedeckt und bis zu 3 Tage im Kühlschrank oder bis zu 3 Monate im Gefrierschrank aufbewahrt werden.

Hühnersuppe

Brodo di Pollo

Macht etwa 4 Liter

Ein altes Huhn, bekannt als Geflügel, verleiht der Brühe einen volleren, reicheren Geschmack als ein jüngerer Vogel. Wenn Sie kein Geflügel finden können, versuchen Sie, der Brühe Putenflügel oder -hälse hinzuzufügen, aber verwenden Sie nicht zu viel Pute, da sonst der Geschmack das Huhn überwältigt.

Nach dem Kochen wird ein Großteil des Geschmacks aus dem Fleisch gekocht, aber sparsame italienische Köche verwenden es, um einen Salat zuzubereiten oder ihn für eine Pasta- oder Gemüsefüllung zu hacken.

1 4-Pfund-ganzes Geflügel oder Huhn

2 Pfund Hühner- oder Truthahnteile

2 Sellerierippen mit Blättern, zerschnitten

2 Karotten, zerschnitten

2 mittelgroße Zwiebeln, geschält und ganz belassen

1 große Tomate oder 1 Tasse gehackte Tomatenkonserven

1 Knoblauchzehe

3 oder 4 Zweige frische Petersilie

1. Legen Sie die Teile für Geflügel, Hühnchen oder Pute in einen großen Suppentopf. 5 Liter kaltes Wasser hinzufügen und bei mittlerer Hitze zum Kochen bringen.

2. Stellen Sie die Hitze so ein, dass das Wasser kaum kocht. Schaum und Fett abschöpfen, die an der Oberfläche der Brühe aufsteigen.

3. Sobald der Schaum aufhört zu steigen, fügen Sie die restlichen Zutaten hinzu. 2 Stunden kochen lassen und die Hitze so regulieren, dass die Flüssigkeit leicht sprudelt.

4. Lassen Sie die Brühe kurz abkühlen und geben Sie sie in Plastikbehälter. Die Brühe kann sofort verwendet werden oder vollständig abkühlen, dann abgedeckt und bis zu 3 Tage im Kühlschrank oder bis zu 3 Monate im Gefrierschrank aufbewahrt werden.

Antoniettas Bohnensuppe

Zuppa di Fagioli

Ergibt 8 Portionen

Als ich das Weingut der Familie Pasetti in den Abruzzen besuchte, bereitete ihre Köchin Antonietta diese Bohnensuppe zum Mittagessen zu. Es basiert auf dem KlassikerRagù im Abruzzen-StilSie können aber auch eine andere Tomatensauce mit oder ohne Fleisch verwenden.

Eine Lebensmittelmühle wird verwendet, um die Bohnen zu glätten und die Schalen zu entfernen. Die Suppe kann auch in einer Küchenmaschine oder einem Mixer püriert werden. Antonietta servierte die Suppe mit frisch geriebenem Parmigiano-Reggiano, obwohl sie uns sagte, dass es für Gäste in dieser Region traditionell ist, die Suppe mit den Samen eines frischen grünen Chilis zu würzen. Neben dem geriebenen Käse reichte sie einen Teller mit Chilischoten und einem Messer herum, damit jeder Diner seinen eigenen hacken und hinzufügen konnte.

2 Tassen Ragù im Abruzzen-Stiloder eine andere Fleisch- oder Tomatensauce

3 Tassen Wasser

4 Tassen abgetropfte gekochte getrocknete oder konservierte Cranberry- oder Cannellini-Bohnen

Salz und frisch gemahlener schwarzer Pfeffer nach Geschmack

4 Unzen Spaghetti, geschnitten oder in 2-Zoll-Stücke gebrochen

Frisch geriebener Parmigiano-Reggiano

1 oder 2 frische grüne Chilischoten wie Jalapeno (optional)

1. Bereiten Sie gegebenenfalls den Ragù vor. Dann in einem großen Topf den Ragù und das Wasser vermischen. Die Bohnen durch eine Lebensmittelmühle in den Topf geben. Bei schwacher Hitze unter gelegentlichem Rühren kochen, bis die Suppe heiß ist. Nach Belieben Salz und Pfeffer hinzufügen.

2. Fügen Sie die Nudeln hinzu und rühren Sie gut um. Unter häufigem Rühren kochen, bis die Nudeln weich sind. Fügen Sie etwas mehr Wasser hinzu, wenn die Suppe zu dick wird.

3. Heiß oder warm servieren. Geben Sie den Käse und die frischen Chilis, falls verwendet, separat weiter.

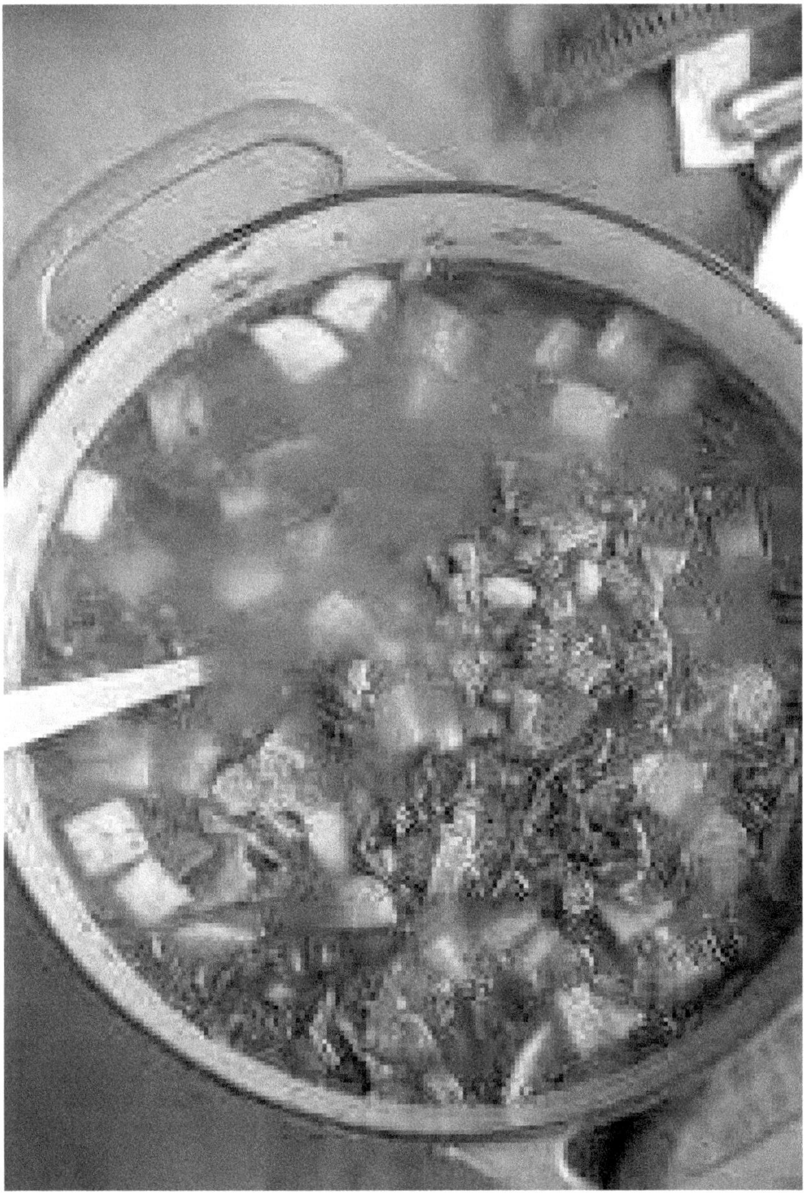

Pasta und Bohnen

Pasta e Fagioli

Ergibt 8 Portionen

Diese neapolitanische Version der Bohnen- und Nudelsuppe (bekannt unter dem Dialektnamen "Pasta Fazool") wird normalerweise sehr dick serviert, sollte aber trotzdem mit einem Löffel gegessen werden.

1/4 Tasse Olivenöl

2 gehackte Sellerierippen (ca. 1 Tasse)

2 Knoblauchzehen, fein gehackt

1 Tasse geschälte, entkernte und gehackte frische Tomaten oder Tomatenkonserven

Prise zerkleinerten roten Pfeffer

Salz

3 Tassen abgetropfte gekochte getrocknete oder konservierte Cannellini oder Great Northern Bohnen abtropfen lassen

8 Unzen Ditalini oder gebrochene Spaghetti

1. Gießen Sie das Öl in einen großen Topf. Fügen Sie den Sellerie und den Knoblauch hinzu. Bei mittlerer Hitze unter häufigem Rühren etwa 10 Minuten kochen, bis das Gemüse zart und goldbraun ist. Fügen Sie die Tomaten, den zerkleinerten roten Pfeffer und das Salz hinzu, um zu schmecken. Etwa 10 Minuten köcheln lassen, bis es leicht eingedickt ist.

2. Die Bohnen in die Tomatensauce geben. Die Mischung zum Kochen bringen. Einige der Bohnen mit der Rückseite eines großen Löffels zerdrücken.

3. Einen großen Topf Wasser zum Kochen bringen. Fügen Sie das Salz hinzu, um zu schmecken, dann die Nudeln. Gut umrühren. Bei starker Hitze unter häufigem Rühren kochen, bis die Nudeln zart, aber leicht unterbacken sind. Die Nudeln abtropfen lassen und etwas Kochwasser aufheben.

4. Rühren Sie die Nudeln in die Bohnenmischung. Fügen Sie bei Bedarf etwas Kochwasser hinzu, aber die Mischung sollte sehr dick bleiben. Schalten Sie die Heizung aus und lassen Sie sie ca. 10 Minuten vor dem Servieren stehen.

Cremige Bohnensuppe

Crema di Fagioli

Ergibt 4 bis 6 Portionen

Ich bin auf eine Version dieses Rezepts in A Tavola ("Am Tisch") gestoßen, einem italienischen Kochmagazin. Cremig und geschmeidig ist diese Suppe ein reines, beruhigendes Komfort-Essen.

3 Tassen abgetropfte gekochte getrocknete oder konservierte Cannellini oder Great Northern Bohnen abtropfen lassen

Über 2 Tassen hausgemacht Fleischbrühe oder eine Mischung aus halb im Laden gekaufter Rinderbrühe und halb Wasser

1/2 Tasse Milch

2 Eigelb

1/2 Tasse frisch geriebener Parmigiano-Reggiano plus mehr zum Servieren

Salz und frisch gemahlener schwarzer Pfeffer

1. Pürieren Sie die Bohnen in einer Küchenmaschine, einem Mixer oder einer Lebensmittelmühle.

2. In einem mittelgroßen Topf die Brühe bei mittlerer Hitze zum Kochen bringen. Das Bohnenpüree einrühren und zum Kochen bringen.

3. In einer kleinen Schüssel Milch und Eigelb verquirlen. Etwa eine Tasse Suppe in die Schüssel geben und glatt rühren. Gießen Sie die Mischung in den Topf. Unter Rühren kochen, bis es sehr heiß ist, aber nicht kocht.

4. Parmigiano-Reggiano einrühren und mit Salz und Pfeffer abschmecken. Heiß servieren und mit zusätzlichem Käse bestreuen.

Friaulische Gersten-Bohnen-Suppe

Zuppa di Orzo e Fagioli

Ergibt 6 Portionen

Obwohl es in den USA besser als kleine Nudelform bekannt ist, ist Orzo auf Italienisch der Name für Gerste, eines der ersten Getreidearten, die jemals angebaut wurden. Die Region, die heute Friaul in Italien ist, war einst ein Teil Österreichs. Das Vorhandensein von Gerste zeigt die österreichischen Wurzeln dieser Suppe.

Wenn Sie bereits gekochte oder konservierte Bohnen verwenden, ersetzen Sie 3 Tassen oder zwei 16-Unzen-Dosen mit abgetropften Bohnen, reduzieren Sie das Wasser auf 4 Tassen und kochen Sie die Suppe in Schritt 2 nur 30 Minuten lang. Fahren Sie dann wie angegeben fort.

2 Esslöffel Olivenöl

2 Unzen fein gehackte Pancetta

2 Sellerierippen, gehackt

2 Karotten, gehackt

1 mittelgroße Zwiebel, gehackt

1 Knoblauchzehe, fein gehackt

1 Tasse (ca. 8 Unzen) getrocknete Cannellini oder Tolle Bohnen aus dem Norden

1/2 Tasse Perlgerste, gespült und abgetropft

Salz und frisch gemahlener schwarzer Pfeffer

1. Gießen Sie das Öl in einen großen Topf. Fügen Sie die Pancetta hinzu. Bei mittlerer Hitze unter häufigem Rühren etwa 10 Minuten kochen, bis die Pancetta leicht gebräunt ist. Fügen Sie den Sellerie, die Karotten, die Zwiebel und den Knoblauch hinzu. Unter häufigem Rühren ca. 10 Minuten kochen, bis das Gemüse goldbraun ist.

2. Fügen Sie die Bohnen und 8 Tassen Wasser hinzu. Zum Kochen bringen. Abdecken und bei schwacher Hitze 11/2 bis 2 Stunden kochen lassen oder bis die Bohnen sehr zart sind.

3. Einige der Bohnen mit der Rückseite eines großen Löffels zerdrücken. Fügen Sie die Gerste und Salz und Pfeffer hinzu, um zu schmecken. 30 Minuten kochen lassen oder bis die Gerste weich ist. Rühren Sie die Suppe häufig um, damit die Gerste nicht am Boden des Topfes klebt. Fügen Sie Wasser hinzu, wenn die Suppe zu dick ist. Heiß oder warm servieren.

Bohnen-Pilz-Suppe

Minestra di Fagioli e Funghi

Ergibt 8 Portionen

An einem kühlen Herbsttag in der Toskana sehnte ich mich nach einer herzhaften Suppe und führte mich zu einer einfachen, aber unvergesslichen Mahlzeit. Im Il Prato, einem Restaurant in Pienza, gab der Kellner bekannt, dass die Küche an diesem Tag eine spezielle Bohnensuppe zubereitet habe. Die Suppe war köstlich, mit einem erdigen, rauchigen Geschmack, den ich später durch die Zugabe von getrockneten Steinpilzen erfuhr. Nach der Suppe bestellte ich einige der ausgezeichneten Pecorino-Käse, für die Pienza berühmt ist.

1⁄2 Unzen getrocknete Steinpilze

1 Tasse warmes Wasser

2 mittelgroße Karotten, gehackt

1 Sellerierippe, gehackt

1 mittelgroße Zwiebel, gehackt

1 Tasse geschälte, entkernte und gehackte frische Tomaten oder Tomatenkonserven

1/4 Tasse gehackte frische flache Petersilie

6 Tassen hausgemacht Fleischbrühe oder Hühnersuppe oder eine Mischung aus halb im Laden gekaufter Brühe und halb Wasser

3 Tassen abgetropfte gekochte getrocknete oder konservierte Cannellini oder große Bohnen aus dem Norden

1/2 Tasse mittelkörniger Reis wie Arborio

Salz und frisch gemahlener schwarzer Pfeffer nach Geschmack

1. Die Pilze 30 Minuten im Wasser einweichen. Entfernen Sie die Pilze und reservieren Sie die Flüssigkeit. Spülen Sie die Pilze unter kaltem fließendem Wasser ab, um jeglichen Schmutz zu entfernen. Achten Sie dabei besonders auf die Stängel, an denen sich Erde ansammelt. Die Pilze grob hacken. Die Pilzflüssigkeit durch einen Papierkaffeefilter in eine Schüssel abseihen und aufbewahren.

2. Kombinieren Sie in einem großen Topf die Pilze und ihre Flüssigkeit, die Karotten, den Sellerie, die Zwiebel, die Tomate, die Petersilie und die Brühe. Zum Kochen bringen. Kochen, bis das Gemüse zart ist, ca. 20 Minuten.

3. Fügen Sie die Bohnen und Reis und Salz und Pfeffer hinzu, um zu schmecken. 20 Minuten unter gelegentlichem Rühren kochen, bis der Reis weich ist. Heiß oder warm servieren.

Nudeln und Bohnen nach Mailänder Art

Pasta e Fagioli alla Milanese

Ergibt 8 Portionen

Für diese Suppe werden normalerweise Reste frischer Nudeln verwendet, die Maltagliati ("schlecht geschnitten") genannt werden, oder Sie können frische Fettuccine verwenden, die in mundgerechte Stücke geschnitten wird.

2 Esslöffel ungesalzene Butter

2 Esslöffel Olivenöl

6 frische Salbeiblätter

1 Esslöffel gehackter frischer Rosmarin

4 Karotten, gehackt

4 Sellerierippen, gehackt

3 mittelkochende Kartoffeln, gehackt

2 gehackte Zwiebeln

4 geschälte, entkernte und gehackte Tomaten oder 2 Tassen gehackte Tomatenkonserven

1 Pfund (ca. 2 Tassen) getrocknete Cranberry- oder Cannellini-Bohnen (siehe Bohnen im Landhausstil) oder 4 16-Unzen-Dosen

Über 8 Tassen hausgemacht Fleischbrühe oder eine Mischung aus halb im Laden gekaufter Rind- oder Gemüsebrühe und halb Wasser

Salz und frisch gemahlener schwarzer Pfeffer

8 Unzen frische Maltagliati oder frische Fettuccine in 1-Zoll-Stücke geschnitten

Natives Olivenöl extra

1. In einem großen Topf die Butter bei mittlerer Hitze mit dem Öl schmelzen. Salbei und Rosmarin einrühren. Fügen Sie die Karotten, Sellerie, Kartoffeln und Zwiebeln hinzu. Unter häufigem Rühren etwa 10 Minuten kochen lassen, bis sie weich sind.

2. Tomaten und Bohnen einrühren. Fügen Sie die Brühe und Salz und Pfeffer hinzu, um zu schmecken. Die Mischung zum Kochen bringen. Bei schwacher Hitze kochen, bis alle Zutaten sehr zart sind, ca. 1 Stunde.

3. Nehmen Sie die Hälfte der Suppe aus dem Topf und geben Sie sie durch eine Lebensmittelmühle oder pürieren Sie sie in einem Mixer. Gießen Sie das Püree zurück in den Topf. Gut umrühren und die Nudeln hinzufügen. Bringen Sie die Suppe zum Kochen und stellen Sie die Hitze ab.

4. Lassen Sie die Suppe vor dem Servieren etwas abkühlen. Heiß servieren, mit etwas Olivenöl extra vergine und reichlich Pfeffer mahlen.

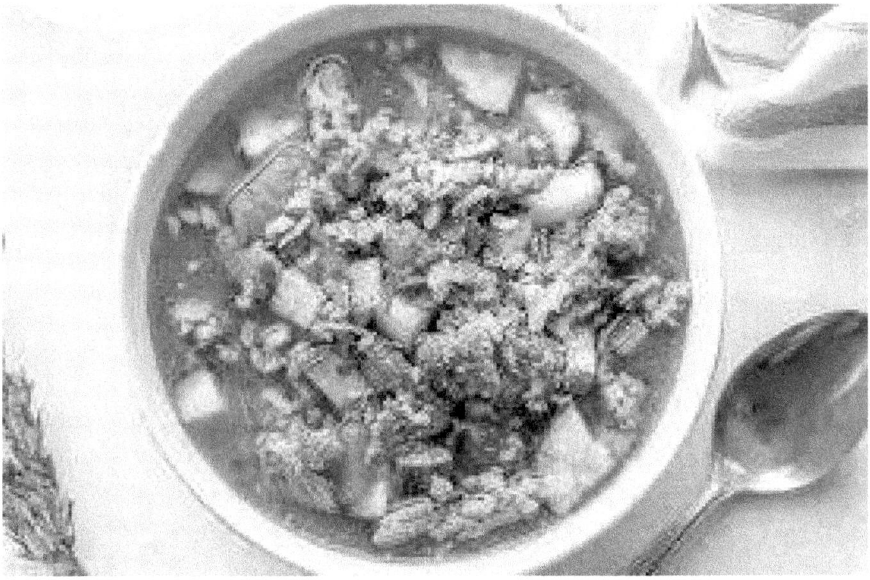

Linsen-Fenchel-Suppe

Zuppa di Lenticchie e Finocchio

Ergibt 8 Portionen

Linsen sind eine der ältesten Hülsenfrüchte. Sie können braun, grün, rot oder schwarz sein, aber in Italien sind die feinsten Linsen die winzigen grünen aus Castelluccio in Umbrien. Im Gegensatz zu Bohnen müssen Linsen vor dem Kochen nicht eingeweicht werden.

Bewahren Sie die gefiederten Spitzen des Fenchels auf, um die Suppe zu garnieren.

1 Pfund braune oder grüne Linsen, gepflückt und gespült

2 mittelgroße Zwiebeln, gehackt

2 Karotten, gehackt

1 mittelkochende Kartoffel, geschält und gehackt

1 Tasse gehackter Fenchel

1 Tasse frische oder eingemachte Tomaten, gehackt

1/4 Tasse Olivenöl

Salz und frisch gemahlener schwarzer Pfeffer

1 Tasse Tubetti, Ditalini oder kleine Muscheln

Frische Fenchelspitzen, optional

Natives Olivenöl extra

1. Kombinieren Sie in einem großen Topf die Linsen, Zwiebeln, Karotten, Kartoffeln und Fenchel. Fügen Sie kaltes Wasser hinzu, um 1 Zoll zu bedecken. Die Flüssigkeit zum Kochen bringen und 30 Minuten bei schwacher Hitze kochen lassen.

2. Tomaten und Olivenöl einrühren. Nach Belieben Salz und Pfeffer hinzufügen. Kochen, bis die Linsen weich sind, weitere 20 Minuten. Fügen Sie nach Bedarf etwas Wasser hinzu, damit die Linsen gerade mit der Flüssigkeit bedeckt sind.

3. Die Nudeln einrühren und weitere 15 Minuten kochen, bis die Nudeln weich sind. Würzen und Gewürze anpassen. Mit den gehackten Fenchelspitzen garnieren, falls vorhanden. Heiß oder warm mit etwas nativem Olivenöl extra servieren.

Spinat-, Linsen- und Reissuppe

Minestra di Lenticchie e Spinaci

Ergibt 8 Portionen

Wenn weniger Wasser hinzugefügt wird und der Reis weggelassen wird, wird diese Suppe zu einer Beilage, die mit gegrillten Fischfilets oder Schweinefleisch serviert wird. Anstelle des Spinats können auch Escarole, Grünkohl, Kohl, Mangold oder andere Blattgemüse verwendet werden.

1 Pfund Linsen, gepflückt und gespült

6 Tassen Wasser

3 große Knoblauchzehen, gehackt

1/4 Tasse natives Olivenöl extra

8 Unzen Spinat, gestielt und in mundgerechte Stücke zerrissen

Salz und frisch gemahlener schwarzer Pfeffer

1 Tasse gekochter Reis

1. Kombinieren Sie in einem großen Topf die Linsen, Wasser, Knoblauch und Öl. Zum Kochen bringen und bei schwacher Hitze

40 Minuten kochen lassen. Fügen Sie nach Bedarf etwas Wasser hinzu, damit die Linsen gerade bedeckt sind.

2. Den Spinat und das Salz und den Pfeffer nach Belieben einrühren. Kochen, bis die Linsen weich sind, weitere 10 Minuten.

3. Fügen Sie den Reis hinzu und kochen Sie, bis er durchgeheizt ist. Heiß servieren und mit etwas nativem Olivenöl beträufeln.

Linsen-Gemüse-Suppe

Minestra di Lenticchie e Verdura

Ergibt 6 Portionen

Schauen Sie sich die Linsen vor dem Kochen an, um kleine Steine oder Ablagerungen zu entfernen. Für eine herzhaftere Suppe fügen Sie ein oder zwei Tassen gekochte Ditalini oder zerbrochene Spaghetti hinzu.

1/4 Tasse Olivenöl

1 mittelgroße Zwiebel, gehackt

1 Sellerierippe, gehackt

1 mittelgroße Karotte, gehackt

2 Knoblauchzehen, fein gehackt

1/2 Tasse gehackte italienische Tomatenkonserven

8 Unzen Linsen (ca. 1 Tasse), gepflückt und gespült

Salz und frisch gemahlener schwarzer Pfeffer

1 Pfund Escarole, Spinat oder anderes Blattgemüse, geschnitten und in mundgerechte Stücke geschnitten

½ Tasse frisch geriebener Pecorino Romano oder Parmigiano-Reggiano

1. Gießen Sie das Öl in einen großen Topf. Fügen Sie die Zwiebel, den Sellerie, die Karotte und den Knoblauch hinzu und kochen Sie sie bei mittlerer Hitze 10 Minuten lang oder bis das Gemüse zart und golden ist. Tomaten einrühren und weitere 5 Minuten kochen lassen.

2. Fügen Sie die Linsen, Salz und Pfeffer und 4 Tassen Wasser hinzu. Bringen Sie die Suppe zum Kochen und kochen Sie sie 45 Minuten lang oder bis die Linsen weich sind.

3. Das Grün einrühren. Bedecken Sie und kochen Sie 10 Minuten, oder bis das Grün zart ist. Geschmack zum Würzen.

4. Kurz vor dem Servieren den Käse einrühren. Heiß servieren.

Pürierte Linsensuppe mit Croutons

Purèa di Lenticchie

Ergibt 6 bis 8 Portionen

Knusprige Brotscheiben belegen dieses glatte Linsenpüree aus Umbrien. Für zusätzlichen Geschmack die Croutons mit einer rohen Knoblauchzehe einreiben, solange sie noch warm sind.

1 Pfund Linsen, gepflückt und gespült

1 Sellerierippe, gehackt

1 Karotte, gehackt

1 große Zwiebel, gehackt

1 große kochende Kartoffel, gehackt

2 Esslöffel Tomatenmark

Salz und frisch gemahlener schwarzer Pfeffer

2 Esslöffel natives Olivenöl extra sowie mehr zum Servieren

8 Scheiben italienisches oder französisches Brot

1. Legen Sie die Linsen, Gemüse und Tomatenmark in einen großen Topf. Fügen Sie kaltes Wasser hinzu, um 2 Zoll zu bedecken. Zum Kochen bringen. 20 Minuten kochen. Fügen Sie nach Geschmack Salz und bei Bedarf mehr Wasser hinzu, um die Zutaten bedeckt zu halten. Noch 20 Minuten kochen oder bis die Linsen sehr weich sind.

2. Lassen Sie den Inhalt des Topfes ab und bewahren Sie die Flüssigkeit auf. Legen Sie die Linsen und das Gemüse in einen Prozessor oder Mixer und pürieren Sie sie gegebenenfalls in Chargen, bis sie glatt sind. Gießen Sie die Linsen zurück in den Topf. Mit Salz und Pfeffer abschmecken. Vorsichtig aufwärmen und bei Bedarf etwas Kochflüssigkeit hinzufügen.

3. In einer großen Pfanne die 2 Esslöffel Olivenöl bei mittlerer Hitze erhitzen. Fügen Sie das Brot in einer einzigen Schicht hinzu. 3 bis 4 Minuten kochen, bis der Boden geröstet und braun ist. Drehen Sie die Brotstücke um und bräunen Sie sie noch ca. 3 Minuten.

4. Die Suppe vom Herd nehmen. Löffel in Schalen. Belegen Sie jede Schüssel mit einer Scheibe Toast. Heiß servieren, mit etwas Olivenöl beträufeln

Kichererbsensuppe aus Apulien

Minestra di Ceci

Ergibt 6 Portionen

In Apulien wird diese dicke Suppe aus kurzen Streifen frischer Nudeln hergestellt, die als Lagane bekannt sind. Frische Fettuccine, geschnitten in 3-Zoll-Streifen, kann ersetzt werden, ebenso wie kleine getrocknete Nudelformen oder zerbrochene Spaghetti. Anstelle einer Brühe werden Sardellen verwendet, um diese Suppe mit Wasser als Kochflüssigkeit zu würzen. Die Sardellen schmelzen in der Suppe und verleihen viel Charakter, ohne dass dies offensichtlich ist.

1⁄3 Tasse Olivenöl

3 Knoblauchzehen, leicht zerdrückt

2 2-Zoll-Zweige frischer Rosmarin

4 gehackte Sardellenfilets

31⁄2 Tassen gekochte Kichererbsen oder 2 16-Unzen-Dosen, abgetropft und Flüssigkeit reserviert

4 Unzen frische Fettuccine, in 3-Zoll-Längen geschnitten

Frisch gemahlener schwarzer Pfeffer

1. Gießen Sie das Öl in einen großen Topf. Fügen Sie den Knoblauch und den Rosmarin hinzu und kochen Sie bei mittlerer Hitze, indem Sie die Knoblauchzehen mit der Rückseite eines großen Löffels drücken, bis der Knoblauch golden ist, ca. 2 Minuten. Knoblauch und Rosmarin entfernen und wegwerfen. Fügen Sie die Sardellenfilets hinzu und kochen Sie sie unter Rühren etwa 3 Minuten lang, bis sich die Sardellen aufgelöst haben.

2. Die Kichererbsen in den Topf geben und gut umrühren. Die Hälfte der Kichererbsen mit einem Löffel oder einem Kartoffelstampfer grob zerdrücken. Fügen Sie gerade genug Wasser oder Kichererbsen-Kochflüssigkeit hinzu, um die Kichererbsen zu bedecken. Bringen Sie die Flüssigkeit zum Kochen.

3. Nudeln einrühren. Mit reichlich schwarzem Pfeffer abschmecken. Kochen, bis die Nudeln zart und dennoch bissfest sind. Vom Herd nehmen und 5 Minuten stehen lassen. Heiß servieren und mit etwas nativem Olivenöl beträufeln.

Kichererbsen-Nudelsuppe

Minestra di Ceci

Ergibt 6 bis 8 Portionen

In der Region Marken in Mittelitalien wird diese Suppe manchmal aus Quadrucci, kleinen Quadraten frischer Eiernudeln, hergestellt. Für Quadrucci frische Fettuccine in kurze Stücke schneiden, um kleine Quadrate zu bilden. Lassen Sie jede Person ihre Suppe mit etwas nativem Olivenöl extra beträufeln.

Von allen Hülsenfrüchten finde ich Kichererbsen am schwierigsten zu kochen. Manchmal dauert es viel länger, bis sie zart werden, als ich erwartet habe. Es ist eine gute Idee, diese Suppe im Voraus in Schritt 2 zuzubereiten und sie dann wieder aufzuwärmen und zu beenden, wenn sie servierfertig ist, um sicherzustellen, dass die Kichererbsen genügend Zeit haben, um zart zu werden.

1 Pfund getrocknete Kichererbsen, über Nacht eingeweicht (siehe Bohnen im Landhausstil)

1/4 Tasse Olivenöl

1 mittelgroße Zwiebel, gehackt

2 Sellerierippen, gehackt

2 Tassen Tomatenkonserven, gehackt

Salz

8 Unzen Ditalini oder kleine Ellbogen oder Muscheln

Frisch gemahlener schwarzer Pfeffer

Natives Olivenöl extra

1. Gießen Sie das Öl in einen großen Topf. Fügen Sie die Zwiebel und den Sellerie hinzu und kochen Sie sie unter häufigem Rühren bei mittlerer Hitze 10 Minuten lang oder bis das Gemüse zart und golden ist. Fügen Sie die Tomaten hinzu und bringen Sie sie zum Kochen. Noch 10 Minuten kochen.

2. Die Kichererbsen abtropfen lassen und in den Topf geben. Fügen Sie 1 Teelöffel Salz und kaltes Wasser hinzu, um 1 Zoll zu bedecken. Zum Kochen bringen. 11/2 bis 2 Stunden kochen oder bis die Kichererbsen sehr zart sind. Fügen Sie bei Bedarf Wasser hinzu, um die Kichererbsen bedeckt zu halten.

3. Etwa 20 Minuten bevor die Kichererbsen fertig sind, einen großen Topf Wasser zum Kochen bringen. Salz hinzufügen, dann die Nudeln. Kochen, bis die Nudeln zart sind. Abgießen und zur

Suppe geben. Mit Salz und Pfeffer abschmecken. Heiß servieren und mit etwas nativem Olivenöl beträufeln.

Ligurische Kichererbsen-Steinpilz-Suppe

Pasta und Ceci con Porcini

Ergibt 4 Portionen

Dies ist meine Version einer Suppe, die in Ligurien hergestellt wird. Einige Köche schaffen es ohne Mangold, andere enthalten Kardons in den Zutaten.

1/2 Unzen getrocknete Steinpilze

1 Tasse warmes Wasser

1/4 Tasse Olivenöl

2 Unzen Pancetta, gehackt

1 mittelgroße Zwiebel, fein gehackt

1 mittelgroße Karotte, fein gehackt

1 mittelgroße Sellerierippe, fein gehackt

1 Knoblauchzehe, fein gehackt

3 Tassen gekochte getrocknete oder abgetropfte Kichererbsen in Dosen

8 Unzen Mangold, quer in schmale Streifen schneiden

1 mittelkochende Kartoffel, geschält und gehackt

1 Tasse geschälte, entkernte und gehackte frische oder eingemachte Tomaten

Salz und frisch gemahlener schwarzer Pfeffer

1 Tasse Ditalini, Tubetti oder andere kleine Nudeln

1. Die Pilze 30 Minuten im Wasser einweichen. Entfernen Sie sie und reservieren Sie die Flüssigkeit. Spülen Sie die Pilze unter kaltem fließendem Wasser ab, um jeglichen Schmutz zu entfernen. Hacken Sie sie grob. Die Flüssigkeit durch einen Papierkaffeefilter in eine Schüssel abseihen.

2. Gießen Sie das Öl in einen großen Topf. Fügen Sie die Pancetta, Zwiebel, Karotte, Sellerie und Knoblauch hinzu. Bei häufigem Rühren bei mittlerer Hitze etwa 10 Minuten kochen, bis die Zwiebel und andere Aromen golden sind.

3. Kichererbsen, Mangold, Kartoffeln, Tomaten und Pilze mit ihrer Flüssigkeit einrühren. Fügen Sie Wasser hinzu, um nur die Zutaten zu bedecken, und Salz und Pfeffer, um zu schmecken. Zum Kochen bringen und kochen, bis das Gemüse zart ist und die Suppe ca. 1 Stunde eingedickt ist. Fügen Sie Wasser hinzu, wenn die Suppe zu dick wird.

4. Die Nudeln und 2 weitere Tassen Wasser einrühren. Unter häufigem Rühren etwa 15 Minuten kochen lassen oder bis die Nudeln weich sind. Vor dem Servieren etwas abkühlen lassen.

Toskanisches Brot und Gemüsesuppe

Ribollita

Ergibt 8 Portionen

Eines Sommers in der Toskana wurde mir diese Suppe überall serviert, manchmal zweimal am Tag. Ich habe es nie satt, denn jede Köchin hat ihre eigene Kombination von Zutaten verwendet, und es war immer gut. Das sind wirklich zwei Rezepte in einem. Die erste ist eine gemischte Gemüsesuppe. Am nächsten Tag werden die Reste aufgewärmt und mit eintägigem Brot gemischt. Das Aufwärmen gibt der Suppe ihren italienischen Namen, was "neu gekocht" bedeutet. Dies geschieht normalerweise morgens und die Suppe darf bis zur Mittagszeit ruhen. Ribollita wird normalerweise warm oder bei Raumtemperatur serviert, niemals dampfend heiß.

Verwenden Sie für die richtige Textur unbedingt ein hochwertiges zähes italienisches Brot oder Brot im Landhausstil.

4 Tassen hausgemacht Hühnersuppe oder Fleischbrühe oder eine Mischung aus halb im Laden gekaufter Brühe und halb Wasser

1/4 Tasse Olivenöl

2 zarte Sellerierippen, gehackt

2 mittelgroße Karotten, gehackt

2 Knoblauchzehen, fein gehackt

1 kleine rote Zwiebel, gehackt

1⁄4 Tasse gehackte frische flache Petersilie

1 Esslöffel gehackter frischer Salbei

1 Esslöffel gehackter frischer Rosmarin

11⁄2 Pfund geschälte, entkernte und gehackte frische Tomaten oder 11⁄2 Tassen italienische geschälte Tomaten in Dosen mit ihrem Saft, gehackt

3 Tassen abgetropfte gekochte getrocknete oder konservierte Cannellini-Bohnen abtropfen lassen

2 mittelkochende Kartoffeln, geschält und gewürfelt

2 mittelgroße Zucchini, gehackt

1 Pfund Kohl oder Grünkohl, in dünne Scheiben geschnitten (ca. 4 Tassen)

8 Unzen grüne Bohnen, geschnitten und in mundgerechte Stücke geschnitten

Salz und frisch gemahlener Pfeffer nach Geschmack

Etwa 8 Unzen ein Tag altes italienisches Brot, dünn geschnitten

Natives Olivenöl extra

Sehr dünne Scheiben rote Zwiebel (optional)

1. Bereiten Sie gegebenenfalls die Brühe vor. Dann gießen Sie das Olivenöl in einen großen Topf. Fügen Sie den Sellerie, die Karotten, den Knoblauch, die Zwiebel und die Kräuter hinzu. Bei mittlerer Hitze unter häufigem Rühren etwa 20 Minuten kochen, bis der Sellerie und andere Aromen zart und golden sind. Fügen Sie die Tomaten hinzu und kochen Sie 10 Minuten.

2. Bohnen, restliches Gemüse sowie Salz und Pfeffer nach Belieben einrühren. Fügen Sie die Brühe und das Wasser hinzu, um sie gerade zu bedecken. Zum Kochen bringen. Bei sehr schwacher Hitze leicht kochen, bis das Gemüse zart ist, ca. 2 Stunden. Leicht abkühlen lassen, dann bei Nichtgebrauch über Nacht oder bis zu 2 Tage im Kühlschrank lagern.

3. Wenn Sie fertig sind, gießen Sie etwa 4 Tassen Suppe in einen Mixer oder eine Küchenmaschine. Die Suppe pürieren und zusammen mit der restlichen Suppe in einen Topf geben. Vorsichtig aufwärmen.

4. Wählen Sie eine Suppenterrine oder einen Topf, der groß genug ist, um das Brot und die Suppe aufzunehmen. Legen Sie eine Schicht Brotscheiben auf den Boden. Löffel genug von der Suppe,

um das Brot vollständig zu bedecken. Wiederholen Sie die Schichtung, bis die gesamte Suppe verbraucht und das Brot eingeweicht ist. Mindestens 20 Minuten stehen lassen. Es sollte sehr dick sein.

5. Rühre die Suppe um, um das Brot aufzubrechen. Mit nativem Olivenöl extra beträufeln und mit der roten Zwiebel bestreuen. Warm oder bei Raumtemperatur servieren.

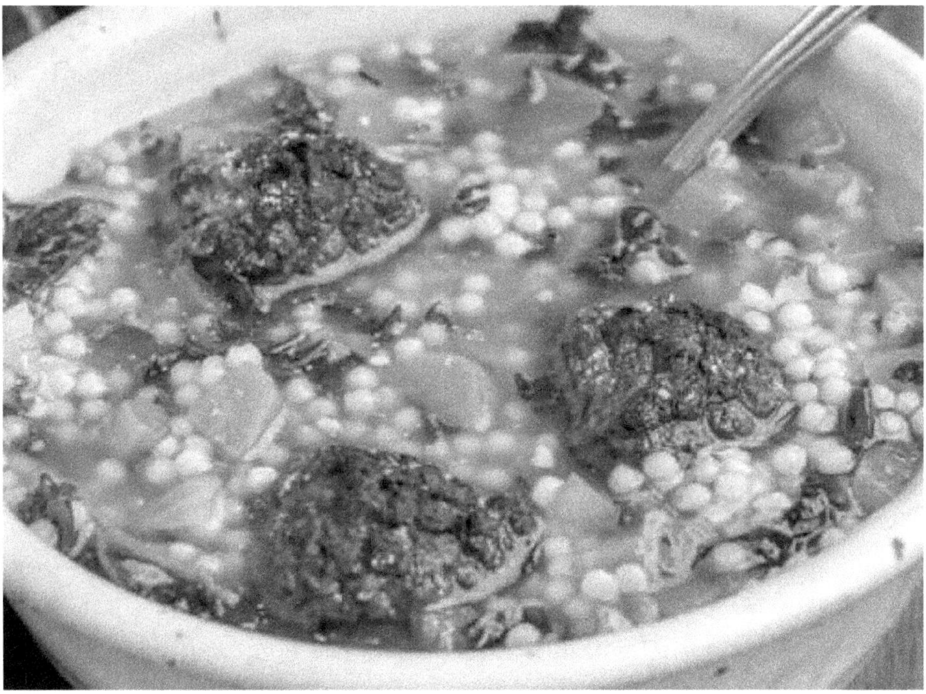

Winterkürbissuppe

Zuppa di Zucca

Ergibt 4 Portionen

Im Fruttivendolo, dem Obst- und Gemüsemarkt, können italienische Köche große Kürbisse und andere Winterkürbisse kaufen, um diese köstliche Suppe zuzubereiten. Ich benutze normalerweise Butternuss- oder Eichelkürbis. Der zerkleinerte rote Pfeffer namens Peperoncino sorgt für eine unerwartete Pikantheit.

4 Tassen hausgemacht Hühnersuppe oder eine Mischung aus halb im Laden gekaufter Brühe und halb Wasser

2 Pfund Winterkürbis, wie Butternuss oder Eichel

1/2 Tasse Olivenöl

2 Knoblauchzehen, fein gehackt

Prise zerkleinerten roten Pfeffer

Salz

1/4 Tasse gehackte frische flache Petersilie

1. Bereiten Sie die Brühe bei Bedarf vor. Dann schälen Sie den Kürbis und entfernen Sie die Samen. In 1-Zoll-Stücke schneiden.

2. Gießen Sie das Öl in einen großen Topf. Fügen Sie den Knoblauch und den zerkleinerten roten Pfeffer hinzu. Bei mittlerer Hitze unter häufigem Rühren ca. 2 Minuten kochen, bis der Knoblauch leicht golden ist. Kürbis und Salz nach Geschmack einrühren.

3. Die Brühe hinzufügen und zum Kochen bringen. Abdecken und 35 Minuten kochen lassen oder bis der Kürbis sehr weich ist.

4. Übertragen Sie den Kürbis mit einem geschlitzten Löffel in eine Küchenmaschine oder einen Mixer und pürieren Sie ihn glatt. Das Püree mit der Brühe in den Topf zurückgeben. Bringen Sie die Suppe wieder zum Kochen und kochen Sie sie 5 Minuten lang. Fügen Sie ein wenig Wasser hinzu, wenn die Suppe zu dick ist.

5. Nach Belieben Salz hinzufügen. Petersilie einrühren. Heiß servieren.

"Gekochtes Wasser" Suppe

Acquacotta

Ergibt 6 Portionen

Nur ein paar Gemüse, Eier und übrig gebliebenes Brot werden benötigt, um diese leckere toskanische Suppe zuzubereiten. Italiener nennen sie scherzhaft "gekochtes Wasser". Verwenden Sie alle verfügbaren Pilze.

1/4 Tasse Olivenöl

2 Sellerierippen, in dünne Scheiben geschnitten

2 gehackte Knoblauchzehen

1 Pfund verschiedene Pilze wie Knopf, Shiitake und Cremini, geschnitten und in Scheiben geschnitten

1 Pfund frische Pflaumentomaten, geschält, entkernt und gehackt, oder 2 Tassen Tomatenkonserven

Prise zerkleinerten roten Pfeffer

6 Eier

6 Scheiben italienisches oder französisches Brot, geröstet

4 bis 6 Esslöffel frisch geriebener Pecorino-Käse

1. Gießen Sie das Öl in einen mittelgroßen Topf. Fügen Sie den Sellerie und den Knoblauch hinzu. Unter häufigem Rühren bei mittlerer Hitze etwa 5 Minuten kochen, bis sie weich sind.

2. Fügen Sie die Pilze hinzu und kochen Sie sie unter gelegentlichem Rühren, bis die Pilzsäfte verdunsten. Fügen Sie die Tomaten und den zerkleinerten roten Pfeffer hinzu und kochen Sie 20 Minuten.

3. Fügen Sie 4 Tassen Wasser und Salz hinzu, um zu schmecken. Zum Kochen bringen. Noch 20 Minuten kochen.

4. Brechen Sie kurz vor dem Servieren eines der Eier in eine Tasse. Schieben Sie das Ei vorsichtig in die heiße Suppe. Wiederholen Sie mit den restlichen Eiern. Abdecken und bei sehr schwacher Hitze 3 Minuten kochen lassen oder bis die Eier nach Geschmack fertig sind.

5. Legen Sie eine Scheibe Toast in jede Servierschüssel. Schöpfen Sie vorsichtig ein Ei darauf und löffeln Sie die heiße Suppe. Mit dem Käse bestreuen und sofort servieren.

Zucchini-Pesto-Suppe

Zuppa di Zucchine al Pesto

Ergibt 4 bis 6 Portionen

Das Aroma des Pestos beim Einrühren in die heiße Suppe ist unwiderstehlich.

2 Tassen hausgemacht Hühnersuppe oder eine Mischung aus halb im Laden gekaufter Brühe und halb Wasser

3 Esslöffel Olivenöl

2 mittelgroße Zwiebeln, gehackt

4 kleine Zucchini (ca. 11⁄4 Pfund), geschrubbt und gehackt

3 mittelkochende Kartoffeln, geschält und gehackt

Salz und frisch gemahlener schwarzer Pfeffer nach Geschmack

1 Tasse zerbrochene Spaghetti

Pesto

2 bis 3 große Knoblauchzehen

1⁄2 Tasse frisches Basilikum

1/4 Tasse frische italienische Petersilie

1/2 Tasse geriebener Parmigiano-Reggiano, plus mehr zum Bestreuen

2 bis 3 Esslöffel natives Olivenöl extra

Salz und frisch gemahlener schwarzer Pfeffer

1. Bereiten Sie gegebenenfalls die Brühe vor. Gießen Sie dann das Öl in einen mittelgroßen Topf. Fügen Sie die Zwiebeln hinzu. Bei häufigem Rühren bei mittlerer Hitze ca. 10 Minuten kochen, bis die Zwiebeln zart und goldbraun sind. Fügen Sie die Zucchini und Kartoffeln hinzu und kochen Sie sie unter gelegentlichem Rühren 10 Minuten lang. Fügen Sie die Hühnerbrühe und 4 Tassen Wasser hinzu. Die Flüssigkeit zum Kochen bringen und 30 Minuten kochen lassen. Nach Belieben Salz und Pfeffer hinzufügen.

2. Nudeln einrühren. Noch 15 Minuten köcheln lassen.

3. Pesto zubereiten: Knoblauch, Basilikum und Petersilie in einer Küchenmaschine fein hacken. Fügen Sie den Käse hinzu und beträufeln Sie das Olivenöl allmählich, um eine dicke Paste zu erhalten. Mit Salz und Pfeffer abschmecken.

4. Übertragen Sie das Pesto in eine mittelgroße Schüssel; Mit einem Schneebesen etwa 1 Tasse der heißen Suppe in das Pesto schlagen. Rühren Sie die Mischung mit der restlichen Suppe in den Topf. 5 Minuten ruhen lassen. Würzen und Gewürze anpassen. Mit zusätzlichem Käse servieren.

Lauch-, Tomaten- und Brotsuppe

Pappa al Pomodoro

Macht 4 zu Portionen

Die Toskaner essen viel Suppe und machen viele davon mit Brot anstelle von Nudeln oder Reis. Dies ist eine, die im frühen Herbst beliebt ist, wenn es viele reife Tomaten und frischen Lauch gibt. Es ist auch gut im Winter, hergestellt aus Tomatenkonserven.

6 Tassen hausgemacht Hühnersuppe oder eine Mischung aus halb im Laden gekaufter Brühe und halb Wasser

3 Esslöffel Olivenöl und mehr zum Nieseln

2 mittlere Lauch

3 große Knoblauchzehen

Prise zerkleinerten roten Pfeffer

2 Tassen geschälte, entkernte und gehackte frische Tomaten oder Tomatenkonserven

Salz

1/2 Laib ein Tag altes italienisches Vollkornbrot, in 1-Zoll-Würfel geschnitten (ca. 4 Tassen)

1/2 Tasse zerrissenes frisches Basilikum

Natives Olivenöl extra

1. Bereiten Sie gegebenenfalls die Brühe vor. Dann schneiden Sie die Wurzeln und den dunkelgrünen Teil des Lauchs ab. Den Lauch der Länge nach halbieren und unter fließendem Wasser gründlich abspülen. Gut hacken.

2. Gießen Sie das Öl in einen großen Topf. Fügen Sie den Lauch hinzu und kochen Sie ihn unter häufigem Rühren bei mittlerer Hitze etwa 5 Minuten lang, bis er weich ist. Knoblauch und zerkleinerten roten Pfeffer einrühren.

3. Tomaten und Brühe dazugeben und zum Kochen bringen. 15 Minuten unter gelegentlichem Rühren kochen. Nach Belieben Salz hinzufügen.

4. Rühren Sie das Brot in die Suppe und kochen Sie 20 Minuten unter gelegentlichem Rühren. Die Suppe sollte dick sein. Fügen Sie bei Bedarf mehr Brot hinzu.

5. Vom Herd nehmen. Basilikum einrühren und 10 Minuten stehen lassen. Heiß servieren und mit etwas nativem Olivenöl beträufeln.

Zucchini-Tomaten-Suppe

Zuppa di Zucchine e Pomodori

Ergibt 6 Portionen

Obwohl kleine Zucchini einen besseren Geschmack haben, sind auch größere Gemüsesorten in dieser Suppe gut, da ihre Wasserigkeit und ihr mangelnder Geschmack bei allen anderen geschmackvollen Zutaten nicht spürbar sind.

5 Tassen hausgemacht Hühnersuppe oder eine Mischung aus halb im Laden gekaufter Brühe und halb Wasser

3 Esslöffel Olivenöl

1 mittelgroße Zwiebel, fein gehackt

1 Knoblauchzehe, gehackt

1 Teelöffel gehackter frischer Rosmarin

1 Teelöffel gehackter frischer Salbei

11⁄2 Tassen geschälte, entkernte und gehackte Tomaten

11⁄2 Pfund Zucchini, gehackt

Salz und frisch gemahlener schwarzer Pfeffer

3 Tassen eintägige italienische oder französische Brotwürfel

Frisch geriebener Parmigiano-Reggiano

1. Bereiten Sie gegebenenfalls die Brühe vor. Dann gießen Sie das Öl in einen großen Topf. Fügen Sie die Zwiebel, den Knoblauch, den Rosmarin und den Salbei hinzu. Bei mittlerer Hitze unter häufigem Rühren ca. 10 Minuten kochen, bis die Zwiebel goldbraun ist.

2. Fügen Sie die Tomaten hinzu und rühren Sie gut um. Die Brühe hinzufügen und zum Kochen bringen. Die Zucchini einrühren und 30 Minuten oder bis sie weich ist kochen. Mit Salz und Pfeffer abschmecken.

3. Brotwürfel einrühren. Kochen, bis das Brot weich ist, ca. 10 Minuten. Vor dem Servieren noch 10 Minuten ruhen lassen. Mit geriebenem Parmigiano-Reggiano servieren.

Zucchini-Kartoffel-Suppe

Minestra di Zucchine e Patate

Ergibt 4 Portionen

Diese Suppe ist typisch für das, was Sie im Sommer in Häusern in ganz Süditalien servieren können. Sie können es wie ein italienischer Koch ändern, indem Sie die Zucchini gegen ein anderes Gemüse wie grüne Bohnen, Tomaten oder Spinat austauschen und die Petersilie durch Basilikum oder Minze ersetzen.

6 Tassen hausgemacht Hühnersuppe oder eine Mischung aus halb im Laden gekaufter Brühe und halb Wasser

2 Esslöffel Olivenöl

1 mittelgroße Zwiebel, fein gehackt

1 Pfund kochende Kartoffeln (ca. 3 mittel), geschält und gehackt

1 Pfund Zucchini (ca. 4 klein), geschrubbt und gehackt

Salz und frisch gemahlener schwarzer Pfeffer

2 Esslöffel gehackte Petersilie

Frisch geriebener Parmigiano-Reggiano oder Pecorino Romano

1. Bereiten Sie gegebenenfalls die Brühe vor. Gießen Sie dann das Öl in einen mittelgroßen Topf. Fügen Sie die Zwiebel hinzu und kochen Sie sie unter häufigem Rühren bei mittlerer Hitze etwa 10 Minuten lang, bis sie zart und goldbraun ist.

2. Kartoffeln und Zucchini einrühren. Fügen Sie die Brühe und Salz und Pfeffer hinzu, um zu schmecken. Zum Kochen bringen und ca. 30 Minuten kochen, bis das Gemüse weich ist.

3. Nach Belieben Salz und Pfeffer hinzufügen. Petersilie einrühren. Mit dem geriebenen Käse servieren.

Cremige Fenchelsuppe

Zuppa di Finocchio

Ergibt 6 Portionen

Kartoffeln und Fenchel haben eine Affinität zueinander. Servieren Sie diese Suppe, garniert mit gehackten Fenchelblättern und einem Spritzer Olivenöl extra vergine.

6 Tassen hausgemacht Hühnersuppe oder eine Mischung aus halb im Laden gekaufter Brühe und halb Wasser

2 große Lauch, getrimmt

3 mittelgroße Fenchelknollen (ca. 21⁄2 Pfund)

2 Esslöffel ungesalzene Butter

1 Esslöffel Olivenöl

5 kochende Kartoffeln, geschält und in Scheiben geschnitten

Salz und frisch gemahlener schwarzer Pfeffer

Natives Olivenöl extra

1. Bereiten Sie gegebenenfalls die Brühe vor. Dann den Lauch der Länge nach halbieren und gut abspülen, um alle Sandspuren zwischen den Schichten zu entfernen. Grob hacken.

2. Schneiden Sie die Fenchelstiele sogar mit den Zwiebeln ab und bewahren Sie einige der federgrünen Blätter zum Garnieren auf. Schneiden Sie die Basis und alle braunen Flecken ab. Schneiden Sie die Zwiebeln in dünne Scheiben.

3. In einem großen Topf die Butter bei mittlerer Hitze mit dem Öl schmelzen. Fügen Sie den Lauch hinzu und kochen Sie ihn ca. 10 Minuten lang, bis er weich ist. Fügen Sie den Fenchel, die Kartoffeln, die Brühe sowie Salz und Pfeffer hinzu, um zu schmecken. Zum Kochen bringen und ca. 1 Stunde kochen, bis das Gemüse sehr weich ist.

4. Übertragen Sie das Gemüse mit einem geschlitzten Löffel in eine Küchenmaschine oder einen Mixer. Verarbeiten oder mischen, bis alles glatt ist.

5. Legen Sie das Gemüse wieder in den Topf und erhitzen Sie es vorsichtig. In Suppentassen geben, mit den reservierten Fenchelspitzen bestreuen und mit Olivenöl beträufeln. Heiß servieren.

Pilz-Kartoffel-Suppe

Minestra di Funghi e Patate

Ergibt 6 Portionen

Hier ist eine weitere Suppe aus Friaul-Julisch Venetien, einer Region, die für ihre hervorragenden Pilze bekannt ist. Dort würden frische Steinpilze verwendet, aber weil sie schwer zu finden sind, ersetze ich eine Kombination aus wilden und kultivierten Pilzen. Sowohl Kartoffeln als auch Gerste werden als Verdickungsmittel zugesetzt.

8 Tassen hausgemacht Fleischbrühe oder eine Mischung aus halb im Laden gekaufter Brühe und halb Wasser

2 Esslöffel Olivenöl

2 Unzen geschnittene Pancetta, fein gehackt

1 mittelgroße Zwiebel, fein gehackt

2 Sellerierippen, fein gehackt

1 Pfund verschiedene Pilze wie Weiß, Cremini und Portabello

4 Esslöffel gehackte frische Petersilie

2 Knoblauchzehen, fein gehackt

3 mittelkochende Kartoffeln, geschält und gehackt

Salz und frisch gemahlener schwarzer Pfeffer

1/2 Tasse Perlgerste

1. Bereiten Sie gegebenenfalls die Brühe vor. Gießen Sie das Öl in einen großen Topf. Fügen Sie die Pancetta hinzu. Bei häufigem Rühren bei mittlerer Hitze ca. 10 Minuten goldbraun kochen. Fügen Sie die Zwiebel und den Sellerie hinzu und kochen Sie sie unter gelegentlichem Rühren etwa 5 Minuten lang, bis sie weich sind.

2. Fügen Sie die Pilze, 2 Esslöffel Petersilie und den Knoblauch hinzu. Unter häufigem Rühren etwa 10 Minuten kochen, bis die Pilzsäfte verdunsten.

3. Kartoffeln, Salz und Pfeffer einrühren. Die Brühe hinzufügen und zum Kochen bringen. Fügen Sie die Gerste hinzu und kochen Sie sie unbedeckt 1 Stunde lang bei schwacher Hitze oder bis die Gerste weich und die Suppe eingedickt ist.

4. Mit der restlichen Petersilie bestreuen und heiß servieren.

Cremige Blumenkohlsuppe

Vellutata di Cavolfiore

Ergibt 6 Portionen

Eine elegante Suppe zu Beginn eines besonderen Abendessens. Wenn Sie etwas Trüffelöl oder Paste haben, geben Sie kurz vor dem Servieren etwas in die Suppe und lassen Sie den Käse weg.

1 mittlerer Blumenkohl, geschnitten und in 1-Zoll-Röschen geschnitten

Salz

3 Esslöffel ungesalzene Butter

1/4 Tasse Allzweckmehl

Über 2 Tassen Milch

Frisch geriebener Muskatnuss

1/2 Tasse Sahne

1/4 Tasse frisch geriebener Parmigiano-Reggiano

1. Einen großen Topf Wasser zum Kochen bringen. Fügen Sie den Blumenkohl und das Salz hinzu, um zu schmecken. Kochen, bis der Blumenkohl sehr zart ist, ca. 10 Minuten. Gut abtropfen lassen.

2. In einem mittelgroßen Topf die Butter bei mittlerer Hitze schmelzen. Fügen Sie das Mehl hinzu und rühren Sie es 2 Minuten lang gut um. Sehr langsam 2 Tassen Milch und Salz nach Geschmack einrühren. Zum Kochen bringen und 1 Minute unter ständigem Rühren kochen, bis es eingedickt und glatt ist. Vom Herd nehmen. Muskatnuss und Sahne einrühren.

3. Übertragen Sie den Blumenkohl in eine Küchenmaschine oder einen Mixer. Pürieren und bei Bedarf etwas Sauce hinzufügen, um das Püree glatt zu machen. Das Püree mit der restlichen Sauce in die Pfanne geben. Gut umrühren. Vorsichtig erhitzen und bei Bedarf mehr Milch hinzufügen, um eine dicke Suppe zu erhalten.

4. Vom Herd nehmen. Würzen und Gewürze anpassen. Käse einrühren und servieren.

Sizilianische Tomatengerstensuppe

Minestra d'Orzo alla Siciliana

Ergibt 4 bis 6 Portionen

Anstatt den Käse zu reiben, servieren die Sizilianer oft Suppe mit in kleine Stücke gehackten Käse. Es schmilzt nie vollständig in die Suppe und Sie können bei jedem Bissen etwas Käse probieren.

8 Tassen hausgemacht Hühnersuppe oder Fleischbrühe oder eine Mischung aus halb im Laden gekaufter Brühe und halb Wasser

8 Unzen Perlgerste, gepflückt und gespült

2 mittelgroße Tomaten, geschält, entkernt und gehackt, oder 1 Tasse gehackte Tomatenkonserven

1 Sellerierippe, fein gehackt

1 mittelgroße Zwiebel, fein gehackt

Salz und frisch gemahlener schwarzer Pfeffer

1 Tasse gewürfelter Pecorino Romano

1. Bereiten Sie gegebenenfalls die Brühe vor. In einem großen Topf die Brühe, die Gerste und das Gemüse vermischen und zum

Kochen bringen. 1 Stunde kochen, bis die Gerste weich ist. Fügen Sie Wasser hinzu, wenn die Suppe zu dick wird.

2. Mit Salz und Pfeffer abschmecken. Die Suppe in Schalen geben und den Käse darüber streuen.

Rote Pfeffersuppe

Zuppa di Peperoni Rossi

Ergibt 6 Portionen

Die lebendige rot-orange Farbe dieser Suppe ist ein ansprechender und angemessener Hinweis auf den erfrischenden, köstlichen Geschmack. Es ist inspiriert von einer Suppe, die ich im Il Cibreo, einer beliebten Trattoria in Florenz, probiert habe. Ich serviere es gerne mit warmer Focaccia.

6 Tassen hausgemacht Hühnersuppe oder eine Mischung aus halb im Laden gekaufter Brühe und halb Wasser

2 Esslöffel Olivenöl

1 mittelgroße Zwiebel, gehackt

1 Sellerierippe, gehackt

1 Karotte, gehackt

5 große rote Paprika, entkernt und gehackt

5 mittelkochende Kartoffeln, geschält und gehackt

2 Tomaten, entkernt und gehackt

Salz und frisch gemahlener schwarzer Pfeffer

1 Tasse Milch

Frisch geriebener Parmigiano-Reggiano

1. Bereiten Sie gegebenenfalls die Brühe vor. Dann gießen Sie das Öl in einen großen Topf. Fügen Sie die Zwiebel, den Sellerie und die Karotte hinzu. Bei mittlerer Hitze unter häufigem Rühren etwa 10 Minuten kochen, bis das Gemüse zart und goldbraun ist.

2. Paprika, Kartoffeln und Tomaten hinzufügen und gut umrühren. Die Brühe hinzufügen und zum Kochen bringen. Verringern Sie die Hitze und kochen Sie 30 Minuten oder bis das Gemüse sehr zart ist.

3. Übertragen Sie das Gemüse mit einem geschlitzten Löffel in eine Küchenmaschine oder einen Mixer. Pürieren, bis alles glatt ist.

4. Gießen Sie das Gemüsepüree in den Topf. Die Suppe leicht erhitzen und die Milch einrühren. Lassen Sie die Suppe nicht kochen. Nach Belieben Salz und Pfeffer hinzufügen. Heiß servieren, mit Käse bestreut.

Fontina, Brot und Kohlsuppe

Zuppa alla Valpelline

Ergibt 6 Portionen

Eine meiner schönsten Erinnerungen an das Aostatal ist der aromatische Fontina-Käse und das aromatische Vollkornbrot der Region. Der Käse wird aus Kuhmilch hergestellt und in Berghöhlen gereift. Suchen Sie nach einem Käse mit einer natürlichen Schale und der Silhouette eines Berges, der in die Spitze gedrückt wird, um sicherzugehen, dass Sie die echte Fontina erhalten. Verwenden Sie für diese herzhafte Suppe ein gutes, zähes Brot. Crinkly Savoy Kohl schmeckt milder als die Sorte mit den glatten Blättern.

8 Tassen hausgemacht Fleischbrühe oder eine Mischung aus halb im Laden gekaufter Rinderbrühe und halb Wasser

2 Esslöffel ungesalzene Butter

1 kleiner Wirsing, dünn zerkleinert

Salz

1/4 Teelöffel frisch gemahlene Muskatnuss

1/4 Teelöffel gemahlener Zimt

Frisch gemahlener schwarzer Pfeffer

12 Unzen Fontina Valle d'Aosta

12 Scheiben knuspriger kernloser Roggen, Pumpernickel oder Vollkornbrot, geröstet

1. Bereiten Sie gegebenenfalls die Brühe vor. Dann schmelzen Sie die Butter in einem großen Topf. Fügen Sie den Kohl und das Salz hinzu, um zu schmecken. Abdecken und bei schwacher Hitze 30 Minuten unter gelegentlichem Rühren kochen, bis der Kohl zart ist.

2. Heizen Sie den Ofen auf 350 ° F vor. Brühe, Muskatnuss, Zimt, Salz und Pfeffer in einen großen Topf geben und bei mittlerer Hitze zum Kochen bringen.

3. Legen Sie 4 Scheiben Brot in einen tiefen, ofenfesten 3-Liter-Ofen oder einen tiefen, schweren Topf oder eine Auflaufform. Mit der Hälfte des Kohls und einem Drittel des Käses bedecken. Wiederholen Sie dies mit einer weiteren Schicht Brot, Kohl und Käse. Das restliche Brot darüber geben. Gießen Sie vorsichtig auf die heiße Brühe. Den reservierten Käse in Stücke reißen und auf die Suppe streuen.

4. Backen Sie den Auflauf etwa 45 Minuten lang, bis er braun und sprudelnd ist. 5 Minuten vor dem Servieren ruhen lassen.

Cremige Pilzsuppe

Zuppa di Funghi

Ergibt 8 Portionen

Thanksgiving ist kein Feiertag, der in Italien gefeiert wird, aber ich serviere diese cremige frische und getrocknete Pilzsuppe aus Norditalien oft als Teil meines Feiertagsmenüs.

8 Tassen hausgemacht Fleischbrühe oder eine Mischung aus halb im Laden gekaufter Rinderbrühe und halb Wasser

1 Unze getrocknete Steinpilze

2 Tassen heißes Wasser

2 Esslöffel ungesalzene Butter

1 mittelgroße Zwiebel, fein gehackt

1 Knoblauchzehe, fein gehackt

1 Pfund weiße Pilze, dünn geschnitten

1⁄2 Tasse trockener Weißwein

1 Esslöffel Tomatenmark

½ Tasse Sahne

Gehackte frische Petersilie zum Garnieren

Salz und frisch gemahlener schwarzer Pfeffer

1. Bereiten Sie gegebenenfalls die Brühe vor. Dann die Steinpilze ins Wasser geben und 30 Minuten einweichen lassen. Die Pilze aus der Schüssel nehmen und die Flüssigkeit aufbewahren. Spülen Sie die Pilze unter kaltem, fließendem Wasser ab, um jeglichen Schmutz zu entfernen. Achten Sie dabei besonders auf die Enden der Stängel, an denen sich Erde ansammelt. Die Pilze grob hacken. Die Pilzflüssigkeit durch einen Papierkaffeefilter in eine Schüssel abseihen.

2. In einem großen Topf die Butter bei mittlerer Hitze schmelzen. Fügen Sie die Zwiebel und den Knoblauch hinzu und kochen Sie 5 Minuten. Alle Pilze einrühren und unter gelegentlichem Rühren ca. 10 Minuten kochen, bis die Pilze leicht golden werden. Nach Belieben Salz und Pfeffer hinzufügen.

3. Den Wein dazugeben und zum Kochen bringen. Brühe, Pilzflüssigkeit und Tomatenmark einrühren. Die Hitze senken und 30 Minuten köcheln lassen.

4. Sahne einrühren. Mit Petersilie bestreuen und sofort servieren.

Gemüsesuppe mit Pesto

Minestrone al Pesto

Ergibt 6 bis 8 Portionen

In Ligurien wird Minestrone-Schalen mit einem Schuss duftender Pesto-Sauce versetzt. Es ist nicht wesentlich, aber es hebt wirklich den Geschmack der Suppe.

1/4 Tasse Olivenöl

1 mittelgroße Zwiebel, gehackt

2 Karotten, gehackt

2 Sellerierippen, gehackt

4 reife Tomaten, geschält, entkernt und gehackt

1 Pfund Mangold oder Spinat, gehackt

3 mittelkochende Kartoffeln, geschält und gehackt

3 kleine Zucchini, gehackt

8 Unzen grüne Bohnen, in 1/2-Zoll-Stücke geschnitten

8 Unzen geschälte frische Cannellini oder Borlotti Bohnen oder 2 Tassen abgetropfte gekochte getrocknete oder Dosenbohnen

Salz und frisch gemahlener schwarzer Pfeffer

1 Rezept Pesto

4 Unzen kleine Nudelformen wie Tubetti oder Ellbogen

1. Gießen Sie das Öl in einen großen Topf. Fügen Sie die Zwiebeln, Karotten und Sellerie hinzu. Bei mittlerer Hitze unter häufigem Rühren etwa 10 Minuten kochen, bis das Gemüse zart und goldbraun ist.

2. Tomaten, Mangold, Kartoffeln, Zucchini und Bohnen einrühren. Fügen Sie genug Wasser hinzu, um das Gemüse zu bedecken. Nach Belieben Salz und Pfeffer hinzufügen. Von Zeit zu Zeit unter Rühren kochen, bis die Suppe eingedickt und das Gemüse weich ist (ca. 1 Stunde). Fügen Sie ein wenig Wasser hinzu, wenn es zu dick wird.

3. Bereiten Sie in der Zwischenzeit das Pesto vor, falls erforderlich. Wenn die Suppe eingedickt ist, fügen Sie die Nudeln hinzu. Unter Rühren ca. 10 Minuten kochen, bis die Nudeln weich sind. Leicht abkühlen lassen. Heiß servieren, an einer Schüssel Pesto vorbeikommen, die am Tisch hinzugefügt werden soll, oder die Suppe in Schüsseln schöpfen und in der Mitte jeweils etwas Pesto aufschlagen.

Eiersuppe von Pavia

Zuppa alla Pavese

Ergibt 4 Portionen

In Brühe pochierte Eier sind eine schnelle und köstliche Mahlzeit. Die Suppe ist servierfertig, wenn das Weiß gerade fest ist und das Eigelb noch weich ist.

2 Liter hausgemacht Fleischbrühe oder eine Mischung aus halb im Laden gekaufter Brühe und halb Wasser

4 Scheiben Landbrot, leicht geröstet

4 große Eier bei Raumtemperatur

4 bis 6 Esslöffel frisch geriebener Parmigiano-Reggiano

Salz und frisch gemahlener schwarzer Pfeffer

1. Bereiten Sie gegebenenfalls die Brühe vor. Wenn nicht frisch zubereitet, erhitzen Sie die Brühe zum Kochen. Mit Salz und Pfeffer abschmecken.

2. Halten Sie 4 erhitzte Suppentassen bereit. Legen Sie eine Scheibe Toast in jede Schüssel und knacken Sie dann ein Ei über jede Scheibe Toast.

3. Gießen Sie die heiße Brühe über die Eier, um sie einige Zentimeter zu bedecken. Mit dem Käse bestreuen. Stehen lassen, bis das Eiweiß nach Geschmack gekocht ist. Heiß servieren.

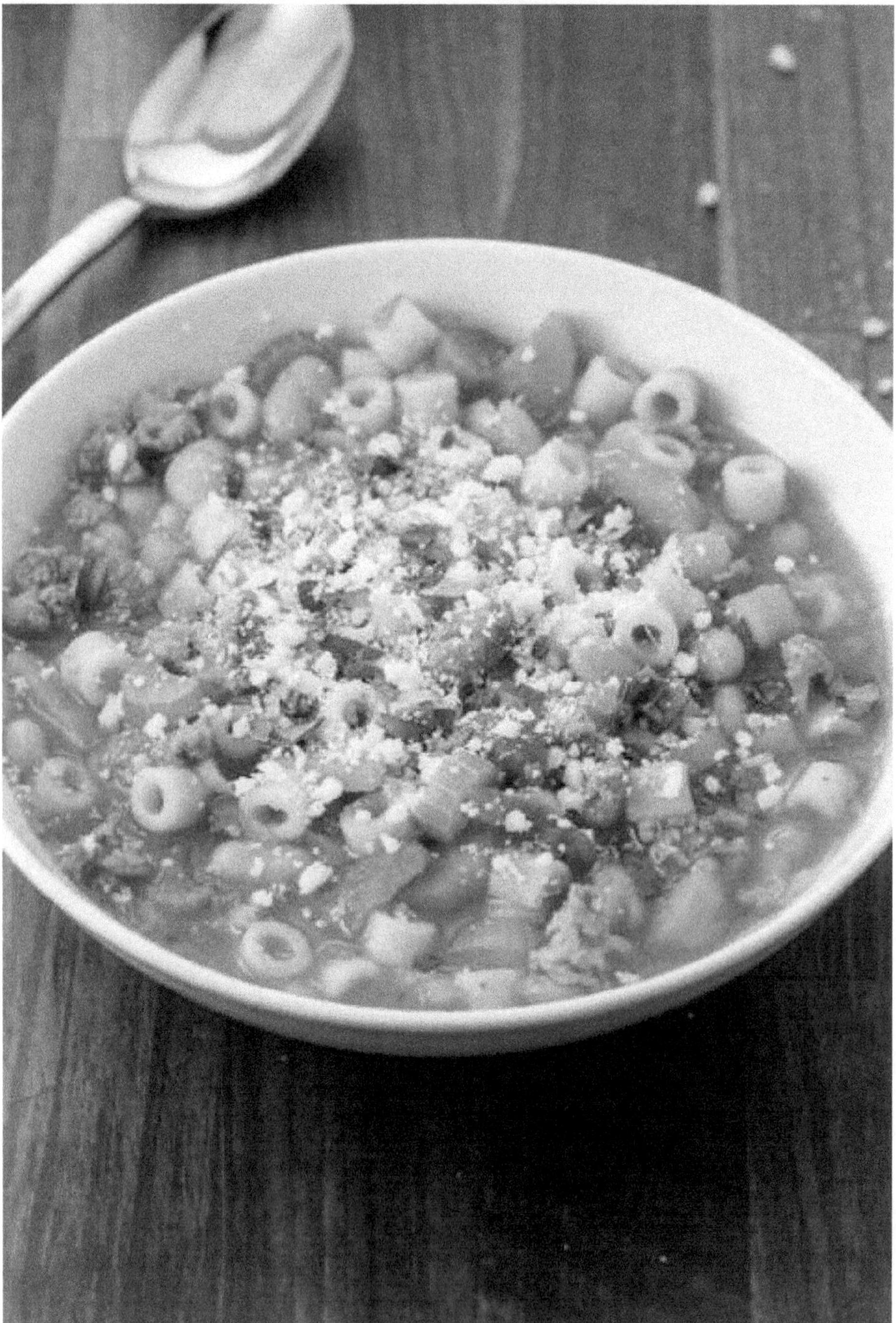

Linguine mit Knoblauch, Öl und Peperoni

Linguine Aglio, Olio und Peperoncino

Ergibt 4 bis 6 Portionen

Knoblauch, fruchtiges Olivenöl extra vergine, Petersilie und Paprika sind die einfachen Gewürze für diese leckerste Pasta. Ein vollmundiges Olivenöl ist ebenso wichtig wie frischer Knoblauch und Petersilie. Kochen Sie den Knoblauch langsam, damit das Öl mit seinem starken Geschmack gesättigt wird. Lassen Sie den Knoblauch nicht mehr als eine goldene Farbe annehmen, sonst schmeckt er bitter und scharf. Einige Köche lassen die Petersilie weg, aber ich liebe den frischen Geschmack, den sie hinzufügt.

1/2 Tasse natives Olivenöl extra

4 bis 6 große Knoblauchzehen, dünn geschnitten

1/2 Teelöffel zerkleinerter roter Pfeffer

1/3 Tasse gehackte frische flache Petersilie

Salz

1 Pfund Linguine oder Spaghetti

1. Gießen Sie das Öl in eine Pfanne, die groß genug ist, um die gekochten Nudeln aufzunehmen. Fügen Sie den Knoblauch und den zerkleinerten roten Pfeffer hinzu. Bei mittlerer Hitze unter häufigem Rühren etwa 4 bis 5 Minuten kochen, bis der Knoblauch ein tiefes Gold ist. Petersilie einrühren und die Hitze abstellen.

2. Bringen Sie mindestens 4 Liter kaltes Wasser zum Kochen. Fügen Sie 2 Esslöffel Salz und dann die Nudeln hinzu und drücken Sie sie nach unten, bis die Nudeln vollständig mit Wasser bedeckt sind. Bei starker Hitze unter häufigem Rühren kochen, bis die Nudeln al dente, zart und dennoch bissfest sind. Etwas Kochwasser beiseite stellen. Die Nudeln abtropfen lassen und mit der Sauce in die Pfanne geben.

3. Bei mittlerer Hitze kochen und rühren, bis die Nudeln gut mit der Sauce überzogen sind. Fügen Sie ein wenig des reservierten Kochwassers hinzu, wenn die Nudeln trocken erscheinen. Sofort servieren.

Variation:Fügen Sie gehackte schwarze oder grüne Oliven, Kapern oder Sardellen zusammen mit dem Knoblauch hinzu. Mit in Olivenöl oder geriebenem Käse gerösteten Semmelbröseln bestreut servieren.

Spaghetti mit Knoblauch und Oliven

Spaghetti al Aglio e Olive

Ergibt 4 bis 6 Portionen

Diese schnelle Nudelsauce kann mit Oliven hergestellt werden, die Sie selbst graben und hacken, aber zubereitete Olivenpaste ist bequemer. Da die Olivenpaste und die Oliven salzig sein können, fügen Sie diesem Gericht keinen geriebenen Käse hinzu.

1⁄4 Tasse Olivenöl

3 Knoblauchzehen, in dünne Scheiben geschnitten

Prise zerkleinerten roten Pfeffer

1⁄4 Tasse grüne Olivenpaste oder nach Geschmack oder 1 Tasse gehackte entkernte grüne Oliven

2 Esslöffel gehackte frische Petersilie

Salz

1 Pfund Spaghetti oder Linguine

1. Gießen Sie das Öl in eine Pfanne, die groß genug ist, um die gekochten Nudeln aufzunehmen. Fügen Sie den Knoblauch und den zerkleinerten roten Pfeffer hinzu. Bei mittlerer Hitze kochen, bis der Knoblauch ein tiefes Gold ist, ca. 4 bis 5 Minuten. Olivenpaste oder Oliven und Petersilie einrühren und die Pfanne vom Herd nehmen.

2. 4 Liter Wasser in einem großen Topf zum Kochen bringen. Fügen Sie 2 Esslöffel Salz und dann die Nudeln hinzu und drücken Sie sie vorsichtig nach unten, bis die Nudeln vollständig mit Wasser bedeckt sind. Bei starker Hitze unter häufigem Rühren kochen, bis die Nudeln al dente, zart und dennoch bissfest sind. Etwas Kochwasser beiseite stellen. Die Nudeln abtropfen lassen und mit der Sauce in die Pfanne geben.

3. Bei mittlerer Hitze kochen und rühren, bis die Nudeln gut mit der Sauce überzogen sind. Fügen Sie etwas heißes Kochwasser hinzu, wenn die Nudeln trocken erscheinen. Sofort servieren.

Linguine mit Pesto

Linguine al Pesto

Ergibt 4 bis 6 Portionen

In Ligurien wird Pesto hergestellt, indem Knoblauch und Kräuter in einem Mörser geschlagen werden, bis sich eine dicke Paste bildet. Dort wird eine Vielzahl von Basilikum mit einem milden Geschmack und winzigen Blättern verwendet, die nicht länger als einen halben Zoll sind. Das Pesto, das es macht, ist viel subtiler als das, das mit dem Basilikum hergestellt wird, das wir in den Vereinigten Staaten haben. Um den Geschmack des ligurischen Pestos anzunähern, füge ich etwas Petersilie hinzu. Petersilie behält ihre Farbe besser als Basilikum, das beim Hacken zum Schwärzen neigt, sodass das Pesto samtig grün bleibt. Wenn Sie in Ligurien unterwegs sind und gerne im Garten arbeiten, kaufen Sie eine Packung mit winzigen Basilikumsamen und kultivieren Sie diese in Ihrem Hausgarten. Es gibt kein Verbot, verpacktes Saatgut aus Italien nach Hause zu bringen.

1 Tasse dicht gepackte Basilikumblätter, gespült und getrocknet

1/4 Tasse dicht gepackte frische flache Petersilie, gespült und getrocknet

2 Esslöffel Pinienkerne oder blanchierte Mandeln

1 Knoblauchzehe

Grobes Salz

1/3 Tasse natives Olivenöl extra

1 Pfund Linguine

1/2 Tasse frisch geriebener Parmigiano-Reggiano

2 Esslöffel ungesalzene Butter, erweicht

1. In einer Küchenmaschine Basilikum und Petersilienblätter mit Pinienkernen, Knoblauch und einer Prise Salz fein hacken. Fügen Sie das Olivenöl nach und nach in einem dünnen Strahl hinzu und mischen Sie es glatt. Geschmack zum Würzen.

2. 4 Liter Wasser in einem großen Topf zum Kochen bringen. Fügen Sie 2 Esslöffel Salz und dann die Nudeln hinzu und drücken Sie sie vorsichtig nach unten, bis die Nudeln vollständig mit Wasser bedeckt sind. Gut umrühren. Unter häufigem Rühren kochen, bis die Nudeln al dente sind, zart und dennoch bissfest. Etwas Kochwasser beiseite stellen. Die Nudeln abtropfen lassen.

3. Legen Sie die Nudeln in eine große erhitzte Schüssel. Fügen Sie das Pesto, den Käse und die Butter hinzu. Gut umrühren und bei Bedarf etwas reserviertes Nudelwasser hinzufügen, um das Pesto zu verdünnen. Sofort servieren.

Dünne Spaghetti mit Walnüssen

Spaghettini con le Noci

Ergibt 4 bis 6 Portionen

Dies ist ein neapolitanisches Rezept, das oft zu fleischlosen Freitagsmahlzeiten gegessen wird. Die Walnüsse sollten für diese Nudelsauce sehr fein gehackt werden, damit die Stücke beim Drehen an den Nudeln haften. Hacken Sie sie mit einem Messer oder verwenden Sie eine Küchenmaschine, wenn Sie dies bevorzugen, aber verarbeiten Sie sie nicht zu einer Paste.

1/4 Tasse Olivenöl

3 große Knoblauchzehen, leicht zerdrückt

1 Tasse Walnüsse, fein gehackt

Salz

1 Pfund Spaghettini, feine Linguine oder Fadennudeln

1/2 Tasse frisch geriebener Pecorino Romano

Frisch gemahlener schwarzer Pfeffer

2 Esslöffel gehackte frische Petersilie

1. Gießen Sie das Öl in eine Pfanne, die groß genug ist, um die Nudeln aufzunehmen. Fügen Sie den Knoblauch hinzu und kochen Sie ihn bei mittlerer Hitze. Drücken Sie den Knoblauch gelegentlich mit der Rückseite eines Löffels, bis er etwa 3 bis 4 Minuten lang tiefgold wird. Den Knoblauch aus der Pfanne nehmen. Die Walnüsse einrühren und ca. 5 Minuten kochen, bis sie leicht geröstet sind.

2. In einem großen Topf mindestens 4 Liter Wasser zum Kochen bringen. Fügen Sie 2 Esslöffel Salz hinzu, dann die Nudeln. Gut umrühren. Bei starker Hitze unter häufigem Rühren kochen, bis die Nudeln al dente, zart und dennoch bissfest sind. Die Nudeln abtropfen lassen und etwas Kochwasser aufheben.

3. Werfen Sie die Nudeln mit der Nusssauce und gerade genug Kochwasser, um sie feucht zu halten. Fügen Sie den Käse und eine großzügige Mahlung von schwarzem Pfeffer hinzu. Gut werfen. Fügen Sie die Petersilie hinzu und servieren Sie sie sofort.

Linguine mit sonnengetrockneten Tomaten

Linguine con Pomodori Secchi

Ergibt 4 bis 6 Portionen

Ein Glas marinierter, sonnengetrockneter Tomaten in der Speisekammer und unerwartete Gäste inspirierten dieses schnelle Nudelgericht. Das Öl, in dem die meisten marinierten sonnengetrockneten Tomaten verpackt sind, ist im Allgemeinen nicht von höchster Qualität. Deshalb ziehe ich es vor, es abzulassen und dieser einfachen Sauce mein eigenes Olivenöl extra vergine hinzuzufügen.

1 Glas marinierte sonnengetrocknete Tomaten, abgetropft

1 kleine Knoblauchzehe

1/4 Tasse natives Olivenöl extra

1 Esslöffel Balsamico-Essig

Salz

1 Pfund Linguine

6 frische Basilikumblätter, gestapelt und in dünne Bänder geschnitten

1. Kombinieren Sie in einer Küchenmaschine oder einem Mixer die Tomaten und den Knoblauch und verarbeiten Sie sie, bis sie sehr fein gehackt sind. Fügen Sie langsam das Öl und den Essig hinzu und mischen Sie, bis glatt. Geschmack zum Würzen.

2. In einem großen Topf mindestens 4 Liter Wasser zum Kochen bringen. Fügen Sie 2 Esslöffel Salz und dann die Nudeln hinzu und drücken Sie sie vorsichtig nach unten, bis die Nudeln vollständig mit Wasser bedeckt sind. Gut umrühren. Bei starker Hitze unter häufigem Rühren kochen, bis die Nudeln al dente, zart und dennoch bissfest sind. Etwas Kochwasser beiseite stellen. Die Nudeln abtropfen lassen.

3. In einer großen Schüssel die Nudeln mit der Tomatensauce und frischem Basilikum vermengen und bei Bedarf etwas des reservierten Nudelwassers hinzufügen. Sofort servieren.

Variation:Fügen Sie eine Dose abgetropften Thunfisch mit Olivenöl zu den Nudeln und der Sauce hinzu. Oder fügen Sie einige gehackte schwarze Oliven oder Sardellen hinzu.

Spaghetti mit Paprika, Pecorino und Basilikum

Spaghetti con Peperoni

Ergibt 4 bis 6 Portionen

Das Essen von Spaghetti, Linguine oder anderen langen Nudeln mit einem Löffel und einer Gabel gilt in Italien weder als gutes Benehmen, noch schneidet man die Fäden in kurze Stücke. Kinder lernen schon in jungen Jahren, ein paar Nudelstränge um eine Gabel zu drehen und sie ordentlich zu essen, ohne zu schlürfen.

Einer Geschichte zufolge wurde die dreizinkige Gabel Mitte des 19. Jahrhunderts zu diesem Zweck erfunden. Bis zu diesem Zeitpunkt wurden Nudeln immer mit den Händen gegessen, und Gabeln hatten nur zwei Zinken, da sie hauptsächlich zum Speeren von Fleisch verwendet wurden. König Ferdinand II. Von Neapel bat seinen Kammerherrn Cesare Spadaccini, einen Weg zu finden, um lange Nudeln bei Hofbanketten zu servieren. Spadaccini hat sich eine Gabel mit drei Zinken ausgedacht, und der Rest ist Geschichte.

Frische scharfe Chilis sind typisch für die kalabrische Küche. Hier werden sie mit Paprika kombiniert und mit Spaghetti serviert. Der geriebene Pecorino ist ein schöner, salziger Kontrapunkt zur Süße von Paprika und Basilikum.

1/4 Tasse Olivenöl

4 große rote Paprika, in dünne Streifen geschnitten

1 oder 2 kleine frische Chilis, entkernt und gehackt, oder eine Prise zerkleinerten roten Pfeffer

Salz

2 Knoblauchzehen, dünn geschnitten

12 frische Basilikumblätter, in dünne Bänder geschnitten

1/3 Tasse frisch geriebener Pecorino Romano

1 Pfund Spaghetti

1. In einer Pfanne, die groß genug ist, um die gekochten Nudeln aufzunehmen, das Öl bei mittlerer Hitze erhitzen. Paprika, Chili und Salz hinzufügen. 10 Minuten unter gelegentlichem Rühren kochen lassen.

2. Knoblauch einrühren. Decken Sie und kochen Sie 10 Minuten mehr oder bis die Paprikaschoten sehr zart sind. Vom Herd nehmen und das Basilikum einrühren.

3. In einem großen Topf mindestens 4 Liter Wasser zum Kochen bringen. Fügen Sie 2 Esslöffel Salz und dann die

Nudeln hinzu und drücken Sie sie vorsichtig nach unten, bis die Nudeln vollständig mit Wasser bedeckt sind. Gut umrühren. Unter häufigem Rühren kochen, bis die Spaghetti al dente sind, zart und dennoch bissfest. Etwas Kochwasser beiseite stellen. Die Nudeln abtropfen lassen und mit der Sauce in die Pfanne geben.

4. Bei mittlerer Hitze unter ständigem Rühren 1 Minute kochen lassen. Gut umrühren und etwas des reservierten Nudelwassers hinzufügen. Fügen Sie den Käse hinzu und werfen Sie ihn erneut. Sofort servieren.

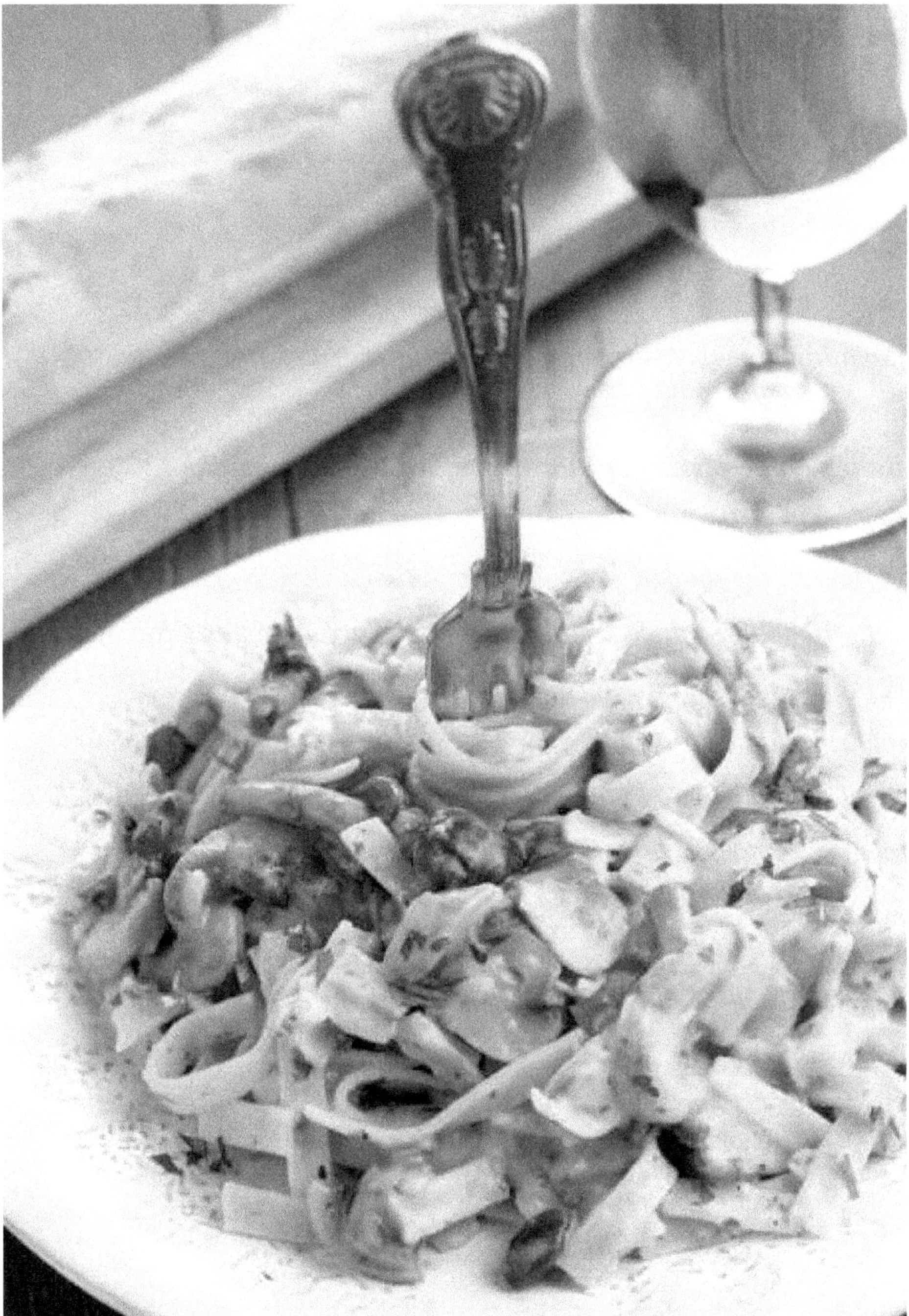

Penne mit Zucchini, Basilikum und Eiern

Penne con Zucchine und Uova

Ergibt 4 bis 6 Portionen

Der Mythos, dass Pasta in China "erfunden" und von Marco Polo nach Italien gebracht wurde, ist hartnäckig. Während Nudeln bei einem Polo-Besuch in China gegessen wurden, waren Nudeln in Italien lange vor seiner Rückkehr nach Venedig im Jahr 1279 bekannt. Archäologen haben Zeichnungen und Kochutensilien gefunden, die modernen Nudelherstellungswerkzeugen ähneln, wie z. B. Nudelholz und Schneidrad, in einem etruskischen Grab aus dem 4. Jahrhundert v. Chr. nördlich von Rom. Die Legende kann wahrscheinlich auf Hollywoods Darstellung des venezianischen Entdeckers in einem Film aus den 1930er Jahren mit Gary Cooper zurückgeführt werden.

In diesem neapolitanischen Rezept kocht die Hitze der Nudeln und des Gemüses die Eier, bis sie nur noch cremig und leicht fest sind.

4 mittelgroße Zucchini (ca. 11⁄4 Pfund), geschrubbt

1⁄3 Tasse Olivenöl

1 kleine Zwiebel, fein gehackt

Salz und frisch gemahlener schwarzer Pfeffer

3 große Eier

1/2 Tasse frisch geriebener Pecorino Romano oder Parmigiano-Reggiano

1 Pfund Penne

1/2 Tasse zerrissenes frisches Basilikum oder Petersilie

1. Schneiden Sie die Zucchini in 1/4 Zoll dicke Stäbchen mit einer Länge von ca. 11/2 Zoll. Die Stücke trocken tupfen.

2. Gießen Sie das Öl in eine Pfanne, die groß genug ist, um die gekochten Nudeln aufzunehmen. Fügen Sie die Zwiebel hinzu und kochen Sie sie bei mittlerer Hitze unter gelegentlichem Rühren etwa 5 Minuten lang, bis sie weich ist. Fügen Sie die Zucchini hinzu und kochen Sie sie unter häufigem Rühren etwa 10 Minuten lang, bis sie leicht gebräunt ist. Mit Salz und Pfeffer abschmecken.

3. In einer mittelgroßen Schüssel die Eier mit Käse, Salz und Pfeffer abschmecken.

4. Während die Zucchini kocht, bringen Sie etwa 4 Liter Wasser in einem großen Topf zum Kochen. Fügen Sie 2 Esslöffel Salz und die Nudeln hinzu. Gut umrühren. Bei starker Hitze unter häufigem Rühren kochen, bis die Nudeln al dente, zart und dennoch bissfest sind. Etwas Kochwasser beiseite stellen. Die Nudeln abtropfen lassen und mit der Sauce in die Pfanne geben.

5. Werfen Sie die Nudeln mit der Eimischung. Basilikum hinzufügen und gut verrühren. Rühren Sie etwas Kochwasser ein, wenn die Nudeln trocken erscheinen. Fügen Sie eine großzügige Portion Pfeffer hinzu und servieren Sie diese sofort.

Nudeln mit Erbsen und Eiern

Pasta con Piselli

Ergibt 4 Portionen

Meine Mutter hat dieses altmodische Gericht oft zubereitet, als ich ein Kind war. Sie hat Dosenerbsen verwendet, aber ich verwende gerne gefrorene, weil sie frischer schmecken und eine festere Textur haben. Es mag der Tradition widersprechen, die Spaghetti in kleine Stücke zu zerbrechen, aber das ist ein Hinweis auf die Ursprünge dieses Rezepts. Wenn die Menschen arm waren und viele Münder zu füttern waren, konnten die Zutaten leicht gedehnt werden, indem man zusätzliches Wasser hinzufügte und daraus eine Suppe machte.

Dies ist eines dieser Standby-Gerichte, die ich jederzeit zusammenstellen kann, da ich selten ohne eine Packung Erbsen im Gefrierschrank, Nudeln in der Speisekammer und ein paar Eier im Kühlschrank bin. Da die Erbsen, Eier und Nudeln ziemlich sättigend sind, mache ich diese Menge im Allgemeinen für 4 Portionen. Fügen Sie ein volles Pfund Nudeln hinzu, wenn Sie 6 bis 8 Portionen möchten.

1⁄4 Tasse Olivenöl

1 große Zwiebel, dünn geschnitten

1 Packung gefrorene kleine Erbsen, teilweise aufgetaut

Salz und frisch gemahlener schwarzer Pfeffer

2 große Eier

1/2 Tasse frisch geriebener Parmigiano-Reggiano

1/2 Pfund Spaghetti oder Linguine, in 2-Zoll-Längen gebrochen

1. Gießen Sie das Öl in eine Pfanne, die groß genug ist, um die Nudeln aufzunehmen. Fügen Sie die Zwiebel hinzu und kochen Sie sie bei mittlerer Hitze unter gelegentlichem Rühren, bis die Zwiebel zart und leicht gebräunt ist (ca. 12 Minuten). Die Erbsen einrühren und weitere 5 Minuten kochen lassen, bis die Erbsen weich sind. Mit Salz und Pfeffer würzen.

2. In einer mittelgroßen Schüssel die Eier mit Käse, Salz und Pfeffer abschmecken.

3. In einem großen Topf mindestens 4 Liter Wasser zum Kochen bringen. Fügen Sie 2 Esslöffel Salz hinzu, dann die Nudeln. Gut umrühren. Bei starker Hitze unter häufigem Rühren kochen, bis die Nudeln zart, aber leicht unterbacken sind. Die Nudeln abtropfen lassen und etwas Kochwasser aufheben.

4. Rühren Sie die Nudeln mit den Erbsen in die Pfanne. Fügen Sie die Eimischung hinzu und kochen Sie sie bei schwacher Hitze unter ständigem Rühren etwa 2 Minuten lang, bis die Eier leicht fest sind. Fügen Sie etwas Kochwasser hinzu, wenn die Nudeln trocken erscheinen. Sofort servieren.

Linguine mit grünen Bohnen, Tomaten und Basilikum

Lingiune con Fagiolini

Ergibt 4 bis 6 Portionen

Ricotta Salata ist eine gesalzene und gepresste Form von Ricotta. Wenn Sie es nicht finden können, ersetzen Sie einen milden, ungesalzenen Feta-Käse oder frischen Ricotta und geriebenen Pecorino. Diese Pasta ist typisch für Apulien.

12 Unzen grüne Bohnen, getrimmt

Salz

1/4 Tasse Olivenöl

1 Knoblauchzehe, fein gehackt

5 mittelgroße Tomaten, geschält, entkernt und gehackt (ca. 3 Tassen)

Frisch gemahlener schwarzer Pfeffer

1 Pfund Linguine

1/2 Tasse gehacktes frisches Basilikum

1 Tasse geriebener Ricotta-Salata, milder Feta oder frischer Ricotta

1. 4 Liter Wasser zum Kochen bringen. Fügen Sie die grünen Bohnen und das Salz hinzu, um zu schmecken. 5 Minuten kochen lassen oder bis sie knusprig sind. Die grünen Bohnen mit einem geschlitzten Löffel oder Sieb herausschöpfen und das Wasser aufbewahren. Die Bohnen trocken tupfen. Schneiden Sie die Bohnen in 1-Zoll-Längen.

2. Gießen Sie das Öl in eine Pfanne, die groß genug ist, um die gekochten Nudeln aufzunehmen. Fügen Sie den Knoblauch hinzu und kochen Sie ihn bei mittlerer Hitze etwa 2 Minuten lang, bis er leicht golden ist.

3. Fügen Sie die Tomaten und Salz und Pfeffer hinzu, um zu schmecken. Unter gelegentlichem Rühren kochen, bis die Tomaten eindicken und die Säfte verdunsten. Bohnen einrühren. Noch 5 Minuten köcheln lassen.

4. In der Zwischenzeit den Wassertopf wieder zum Kochen bringen. Fügen Sie 2 Esslöffel Salz und dann die Linguine hinzu und drücken Sie sie vorsichtig nach unten, bis die Nudeln vollständig mit Wasser bedeckt sind. Bei starker Hitze unter häufigem Rühren kochen, bis die Nudeln al dente, zart und dennoch bissfest sind. Etwas Kochwasser beiseite stellen.

Die Nudeln abtropfen lassen und mit der Sauce in die Pfanne geben.

5. Werfen Sie die Linguine mit der Sauce in die Pfanne. Fügen Sie das Basilikum und den Käse hinzu und werfen Sie es erneut bei mittlerer Hitze, bis der Käse cremig ist. Sofort servieren.

Kleine Ohren mit Kartoffelcreme und Rucola

Orecchiette con Crema di Patate

Ergibt 4 bis 6 Portionen

In ganz Apulien wächst wilder Rucola. Es ist knusprig, mit einem schmalen, sägezahnförmigen Blatt und einem ansprechenden nussigen Geschmack. Die Blätter werden sowohl roh als auch gekocht gegessen, oft mit Nudeln. Kartoffeln sind stärkehaltig, werden aber in Italien nur als ein weiteres Gemüse angesehen. Daher gibt es keine Bedenken, sie mit Nudeln zu servieren, insbesondere in Apulien. Die Kartoffeln werden zart gekocht und dann mit dem kochenden Wasser cremig püriert.

2 mittelkochende Kartoffeln, ca. 12 Unzen

Salz

1/4 Tasse Olivenöl

1 Knoblauchzehe, fein gehackt

1 Pfund Orecchiette oder Muscheln

2 Trauben Rucola (ca. 8 Unzen), zähe Stängel entfernt, gespült und abgetropft

Salz und frisch gemahlener schwarzer Pfeffer

1. Schälen Sie die Kartoffeln und legen Sie sie in einen kleinen Topf mit Salz nach Geschmack und kaltem Wasser zum Abdecken. Bringen Sie das Wasser zum Kochen und kochen Sie die Kartoffeln etwa 20 Minuten lang, bis sie weich sind, wenn Sie sie mit einem scharfen Messer durchbohren. Die Kartoffeln abtropfen lassen und das Wasser aufbewahren.

2. Gießen Sie das Öl in einen mittelgroßen Topf. Fügen Sie den Knoblauch hinzu und kochen Sie ihn bei mittlerer Hitze etwa 2 Minuten lang, bis der Knoblauch golden ist. Vom Herd nehmen. Fügen Sie die Kartoffeln hinzu und zerdrücken Sie sie gut mit einem Stampfer oder einer Gabel. Rühren Sie etwa eine Tasse des reservierten Wassers ein, um eine dünne "Creme" zu erhalten. Mit Salz und Pfeffer würzen.

3. 4 Liter Wasser zum Kochen bringen. Fügen Sie 2 Esslöffel Salz hinzu, dann die Nudeln. Gut umrühren. Bei starker Hitze unter häufigem Rühren kochen, bis die Nudeln al dente, zart und dennoch bissfest sind. Den Rucola hinzufügen und einmal umrühren. Nudeln und Rucola abtropfen lassen.

4. Nudeln und Rucola wieder in den Topf geben und die Kartoffelsauce hinzufügen. Bei schwacher Hitze kochen, umrühren und bei Bedarf etwas mehr Kartoffelwasser hinzufügen. Sofort servieren.

Nudeln und Kartoffeln

Pasta e Patate

Ergibt 6 Portionen

Wie Nudeln mit Bohnen oder Linsen sind Nudeln und Kartoffeln ein gutes Beispiel für La Cucina Povera, die süditalienische Art, ein paar bescheidene Zutaten zu nehmen und sie in köstliche Gerichte zu verwandeln. Wenn die Zeiten sehr mager waren und viele Münder zu füttern waren, war es üblich, zusätzliches Wasser hinzuzufügen, normalerweise die Flüssigkeit, die beim Kochen von Gemüse oder beim Kochen von Nudeln übrig blieb, und diese Gerichte von Nudeln zu Suppen zu strecken, um sie weiter zu bringen.

1/4 Tasse Olivenöl

1 mittelgroße Karotte, gehackt

1 mittelgroße Sellerierippe, gehackt

1 mittelgroße Zwiebel, gehackt

2 Knoblauchzehen, fein gehackt

2 Esslöffel gehackte frische Petersilie

3 Esslöffel Tomatenmark

Salz und frisch gemahlener schwarzer Pfeffer

11⁄2 Pfund kochende Kartoffeln, geschält und gehackt

1 Pfund Tubetti oder kleine Muscheln

1⁄2 Tasse frisch geriebener Pecorino Romano oder Parmigiano-Reggiano

1. Gießen Sie das Öl in einen großen Topf und fügen Sie die gehackten Zutaten außer den Kartoffeln hinzu. Bei mittlerer Hitze unter gelegentlichem Rühren etwa 15 bis 20 Minuten kochen, bis sie zart und goldbraun sind.

2. Tomatenmark einrühren und mit Salz und Pfeffer abschmecken. Fügen Sie die Kartoffeln und 4 Tassen Wasser hinzu. Zum Kochen bringen und ca. 30 Minuten kochen, bis die Kartoffeln sehr zart sind. Einige Kartoffeln mit der Rückseite eines Löffels zerdrücken.

3. In einem großen Topf ca. 4 Liter Wasser zum Kochen bringen. Fügen Sie 2 Esslöffel des Salzes, dann die Nudeln hinzu. Gut umrühren. Unter häufigem Rühren kochen, bis die Nudeln al dente sind, zart und dennoch bissfest. Etwas Kochwasser beiseite stellen. Rühren Sie die Nudeln in die Kartoffelmischung. Fügen Sie bei Bedarf etwas reserviertes

Kochwasser hinzu, aber die Mischung sollte ziemlich dick bleiben. Käse einrühren und sofort servieren.

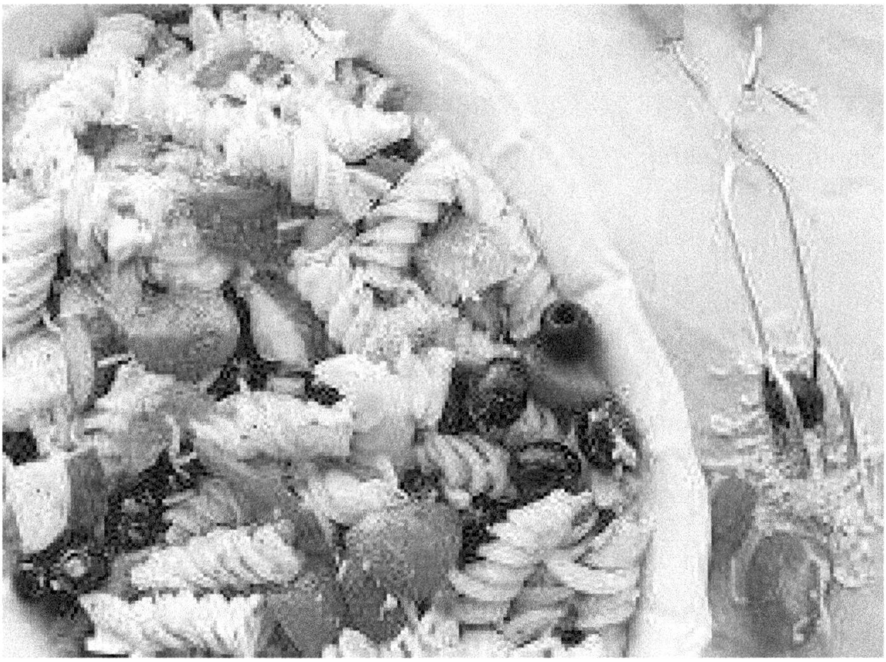

Muscheln mit Blumenkohl und Käse

Conchiglie al Cavolfiore

Macht 6 Portionen

Vielseitiger Blumenkohl ist der Star vieler Nudelgerichte in Süditalien. In Sizilien hatten wir dieses einfache Gericht mit dem lokalen lila gefärbten Blumenkohl zubereitet.

1⁄2 Tasse Olivenöl

1 mittelgroße Zwiebel, fein gehackt

1 mittelgroßer Blumenkohl, geschnitten und in mundgerechte Röschen geschnitten

Salz

2 Esslöffel gehackte frische Petersilie

Frisch gemahlener schwarzer Pfeffer

1 Pfund Muscheln

3⁄4 Tasse frisch geriebener Pecorino Romano

1. Gießen Sie das Öl in eine Pfanne, die groß genug ist, um die gekochten Nudeln aufzunehmen. Fügen Sie die Zwiebel hinzu und kochen Sie sie bei mittlerer Hitze 5 Minuten lang. Fügen Sie den Blumenkohl und das Salz hinzu, um zu schmecken. Abdecken und 15 Minuten kochen lassen oder bis der Blumenkohl weich ist. Petersilie und schwarzen Pfeffer nach Belieben einrühren.

2. In einem großen Topf mindestens 4 Liter Wasser zum Kochen bringen. Fügen Sie 2 Esslöffel Salz hinzu, dann die Nudeln. Gut umrühren. Bei starker Hitze unter häufigem Rühren kochen, bis die Nudeln al dente sind, zart, aber immer noch bissfest. Die Nudeln abtropfen lassen und etwas Kochwasser aufheben.

3. Die Nudeln mit dem Blumenkohl in die Pfanne geben und bei mittlerer Hitze gut umrühren. Fügen Sie bei Bedarf etwas Kochwasser hinzu. Fügen Sie den Käse hinzu und werfen Sie ihn erneut mit einer großzügigen Mahlung schwarzen Pfeffers. Sofort servieren.

Pasta mit Blumenkohl, Safran und Johannisbeeren

Pasta Arriminati

Ergibt 6 Portionen

Die sizilianischen Blumenkohlsorten reichen von lila-weiß bis erbsengrün und haben im Herbst und Winter einen wunderbaren Geschmack, wenn sie frisch geerntet werden. Dies ist eine von mehreren sizilianischen Pasta- und Blumenkohlkombinationen. Der Safran fügt eine goldgelbe Farbe und einen subtilen Geschmack hinzu, während die Johannisbeeren und Sardellen Süße und Salzigkeit hinzufügen. Geröstete Semmelbrösel sorgen für einen sanften Crunch als letzten Schliff.

1 Teelöffel Safranfäden

2/3 Tasse Johannisbeeren oder dunkle Rosinen

Salz

1 großer Blumenkohl (ca. 2 Pfund), geschnitten und in Röschen geschnitten

1/3 Tasse Olivenöl

1 mittelgroße Zwiebel, fein gehackt

6 Sardellenfilets, abgetropft und gehackt

Frisch gemahlener schwarzer Pfeffer

1/3 Tasse Pinienkerne, leicht geröstet

1 Pfund Penne oder Muscheln

1/4 Tasse geröstete einfache Semmelbrösel

1. In einer kleinen Schüssel die Safranfäden mit 2 EL heißem Wasser bestreuen. Legen Sie die Johannisbeeren in eine andere Schüssel mit heißem Wasser, um sie zu bedecken. Lassen Sie beide ca. 10 Minuten stehen.

2. In einem großen Topf mindestens 4 Liter Wasser zum Kochen bringen. Fügen Sie 2 Esslöffel Salz und den Blumenkohl hinzu. Unter häufigem Rühren etwa 10 Minuten kochen, bis der Blumenkohl beim Durchstechen mit einem Messer sehr zart ist. Entfernen Sie den Blumenkohl mit einem geschlitzten Löffel und bewahren Sie das Wasser zum Kochen der Nudeln auf.

3. Gießen Sie das Öl in eine Pfanne, die groß genug ist, um die gekochten Nudeln aufzunehmen. Fügen Sie die Zwiebel hinzu und kochen Sie sie bei mittlerer Hitze 10 Minuten lang. Fügen Sie die Sardellen hinzu und kochen Sie weitere 2 Minuten unter häufigem Rühren, bis sie sich auflösen. Safran und

Einweichflüssigkeit einrühren. Die Johannisbeeren abtropfen lassen und in die Pfanne geben.

4. Gekochten Blumenkohl einrühren. Nehmen Sie etwas Kochwasser auf und geben Sie es mit dem Blumenkohl in die Pfanne. 10 Minuten kochen lassen und den Blumenkohl mit der Rückseite eines Löffels zerkleinern, bis er in kleine Stücke zerfällt. Nach Belieben Salz und Pfeffer hinzufügen. Pinienkerne einrühren.

5. Während der Blumenkohl kocht, bringen Sie das Kochwasser wieder zum Kochen. Fügen Sie die Nudeln hinzu und rühren Sie gut um. Bei starker Hitze unter häufigem Rühren kochen, bis die Nudeln al dente, zart und dennoch bissfest sind. Etwas Kochwasser beiseite stellen. Die Nudeln abtropfen lassen und mit der Blumenkohlmischung in die Pfanne geben. Gut umrühren und etwas Kochwasser hinzufügen, wenn die Nudeln trocken erscheinen.

6. Servieren Sie die mit gerösteten Semmelbröseln bestreuten Nudeln.

Fliegen mit Artischocken und Erbsen

Farfalle con Carciofi

Ergibt 4 bis 6 Portionen

Obwohl viele italienische Resorts in den Wintermonaten geschlossen sind, öffnen die meisten zu Ostern wieder. Dies war ein Jahr in Portofino der Fall, als ich dort war, obwohl das Wetter regnerisch und kalt war. Endlich klarte der Himmel auf und die Sonne kam heraus, und mein Mann und ich konnten auf der Terrasse unseres Hotels mit Blick auf das Meer zu Mittag essen.

Wir begannen mit dieser Pasta, gefolgt von einem ganzen Fisch, der mit Oliven geröstet wurde. Dessert war eine Zitronentarte. Es war ein perfektes Osteressen.

Wenn Baby-Artischocken nicht verfügbar sind, ersetzen Sie größere Artischocken, die in Keile geschnitten sind.

1 Pfund Baby Artischocken

2 Esslöffel Olivenöl

1 kleine Zwiebel, fein gehackt

1 Knoblauchzehe, fein gehackt

Salz und frisch gemahlener schwarzer Pfeffer

2 Tassen frische Erbsen oder 1 Packung gefroren

1⁄2 Tasse gehacktes frisches Basilikum oder flache Petersilie

1 Pfund Farfalle

1⁄2 Tasse frisch geriebener Parmigiano-Reggiano

1. Schneiden Sie mit einem großen Messer die oberen 1 Zoll der Artischocken ab. Spülen Sie sie gut unter kaltem Wasser ab. Bücken Sie sich zurück und schnappen Sie die kleinen Blätter um die Basis ab. Schneiden Sie mit einer Schere die spitzen Spitzen von den verbleibenden Blättern ab. Ziehen Sie die harte Außenhaut der Stiele und um die Basis herum ab. Die Artischocken halbieren. Verwenden Sie ein kleines Messer mit einer abgerundeten Spitze, um die unscharfen Blätter in der Mitte herauszukratzen. Artischocken in dünne Scheiben schneiden.

2. Gießen Sie das Olivenöl in eine Pfanne, die groß genug ist, um die gekochten Nudeln aufzunehmen. Zwiebel und Knoblauch dazugeben und unter gelegentlichem Rühren bei mittlerer Hitze 10 Minuten kochen lassen. Fügen Sie die Artischocken und 2 Esslöffel Wasser hinzu. Nach Belieben Salz und Pfeffer hinzufügen. 10 Minuten kochen lassen oder bis die Artischocken weich sind.

3. Erbsen einrühren. 5 Minuten kochen lassen oder bis die Erbsen weich sind. Vom Herd nehmen und das Basilikum einrühren.

4. Bringen Sie mindestens 4 Liter Wasser zum Kochen. Fügen Sie 2 Esslöffel Salz hinzu, dann die Nudeln. Gut umrühren. Unter häufigem Rühren kochen, bis die Nudeln al dente sind, zart und dennoch bissfest. Etwas Kochwasser beiseite stellen. Die Nudeln abtropfen lassen.

5. Werfen Sie die Nudeln mit der Artischockensauce und etwas Kochwasser, falls erforderlich. Fügen Sie einen Spritzer Olivenöl extra vergine hinzu und werfen Sie es erneut. Mit dem Käse vermengen und sofort servieren.

Fettuccine mit Artischocken und Steinpilzen

Fettuccine con Carciofi e Porcini

Ergibt 4 bis 6 Portionen

Artischocken und Steinpilze klingen vielleicht wie eine ungewöhnliche Kombination, aber nicht in Ligurien, wo ich diese Pasta gegessen habe. Weil dieses Gericht so aromatisch ist, ist geriebener Käse nicht erforderlich, besonders wenn Sie es mit etwas gutem nativem Olivenöl extra abschließen.

1 Unze getrocknete Steinpilze

1 Tasse warmes Wasser

1 Pfund Artischocken

1/4 Tasse Olivenöl

1 kleine Zwiebel, gehackt

1 Knoblauchzehe, sehr fein gehackt

2 Esslöffel gehackte frische Petersilie

1 Tasse geschälte, entkernte und gehackte frische Tomaten oder abgetropfte und gehackte importierte italienische Tomaten in Dosen

Salz und frisch gemahlener schwarzer Pfeffer

1 Pfund getrocknete Fettuccine

Natives Olivenöl extra

1. Die Pilze ins Wasser geben und 30 Minuten einweichen lassen. Heben Sie die Pilze aus dem Wasser und bewahren Sie die Flüssigkeit auf. Spülen Sie die Pilze unter fließendem kaltem Wasser ab, um jeglichen Schmutz zu entfernen. Achten Sie dabei besonders auf die Enden der Stängel, an denen sich Erde ansammelt. Die Pilze grob hacken. Die Pilzflüssigkeit in eine Schüssel geben. Beiseite legen.

2. Schneiden Sie mit einem großen Messer die oberen 1 Zoll der Artischocken ab. Spülen Sie sie gut unter kaltem Wasser ab. Bücken Sie sich zurück und schnappen Sie die kleinen Blätter um die Basis herum ab. Schneiden Sie mit einer Schere die spitzen Spitzen von den verbleibenden Blättern ab. Ziehen Sie die harte Außenhaut der Stiele und um die Basis herum ab. Die Artischocken halbieren. Verwenden Sie ein kleines Messer, um die unscharfen Blätter in der Mitte herauszukratzen. Artischocken in dünne Scheiben schneiden.

3. Gießen Sie das Öl in eine Pfanne, die groß genug ist, um die gekochten Nudeln aufzunehmen. Zwiebel, Champignons,

Petersilie und Knoblauch dazugeben und bei mittlerer Hitze 10 Minuten kochen lassen. Artischocken, Tomaten sowie Salz und Pfeffer nach Belieben einrühren. 10 Minuten kochen. Fügen Sie die Pilzflüssigkeit hinzu und kochen Sie sie noch 10 Minuten oder bis die Artischocken zart sind, wenn Sie sie mit einem Messer testen.

4. 4 Liter Wasser in einem großen Topf zum Kochen bringen. Fügen Sie 2 Esslöffel Salz hinzu, dann die Nudeln. Gut umrühren. Bei starker Hitze unter häufigem Rühren kochen, bis die Nudeln al dente, zart und dennoch bissfest sind. Etwas Kochwasser beiseite stellen. Die Nudeln abtropfen lassen.

5. Werfen Sie die Nudeln mit der Sauce und etwas Kochwasser, falls erforderlich. Mit nativem Olivenöl extra beträufeln und sofort servieren.

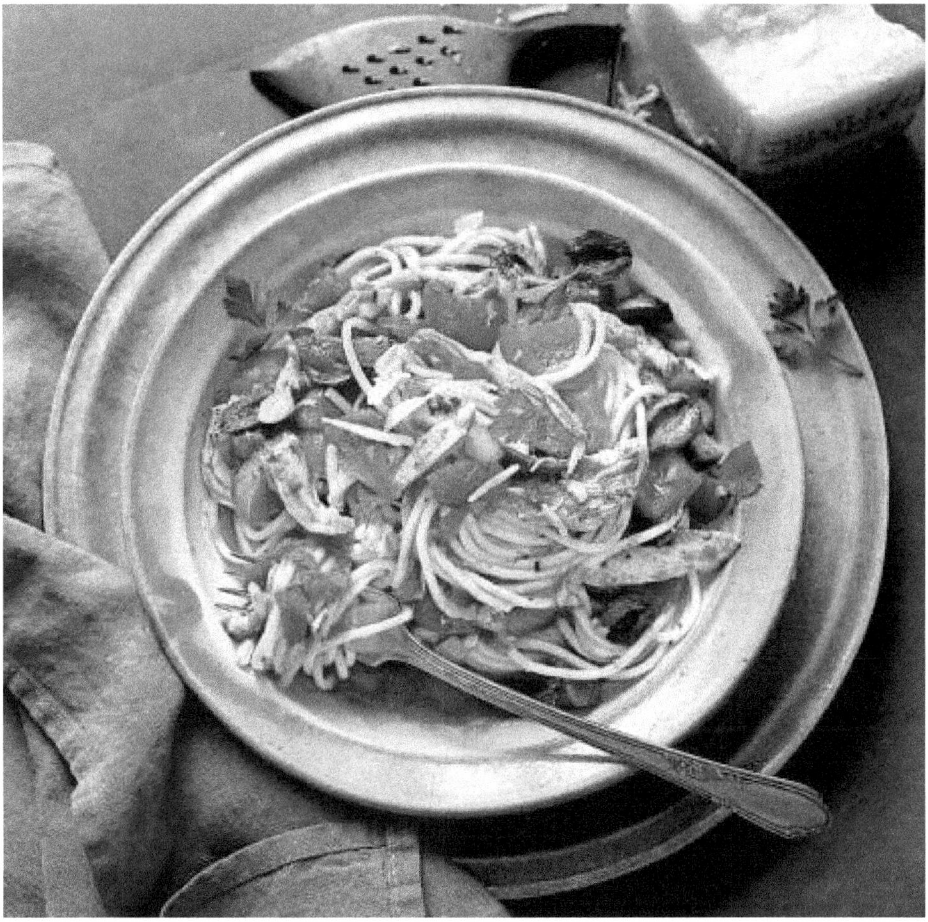

Rigatoni mit Auberginen-Ragù

Rigatoni mit Ragù di Melanzane

Ergibt 4 bis 6 Portionen

Fleisch wird normalerweise zu Tomatensauce hinzugefügt, um einen Ragù zu machen, aber diese vegetarische Version von Basilicata verwendet Auberginen, weil es ähnlich reich und aromatisch ist.

Riga*im Namen einer Nudelform, wie Rigatoni oder Penne Rigate, zeigt an, dass es Grate hat, die als Greifer für die Sauce dienen. Rigatoni sind große, gerillte Nudelröhrchen. Ihre Dicke und große Form ergänzen herzhafte Ragùs mit klobigen Zutaten.*

1⁄4 Tasse Olivenöl

1⁄4 Tasse gehackte Schalotten

4 Tassen gehackte Auberginen

1⁄2 Tasse gehackte rote Paprika

1⁄2 Tasse trockener Weißwein

11⁄2 Pfund Pflaumentomaten, geschält, entkernt und gehackt, oder 2 Tassen eingemachte importierte italienische Tomaten mit ihrem Saft

Ein Zweig frischer Thymian

Salz

Frisch gemahlener schwarzer Pfeffer

1 Pfund Rigatoni, Penne oder Farfalle

Natives Olivenöl extra zum Nieseln

1. Gießen Sie das Öl in eine große, schwere Pfanne. Fügen Sie die Schalotten hinzu und kochen Sie 1 Minute bei mittlerer Hitze. Fügen Sie die Aubergine und den roten Pfeffer hinzu. Unter häufigem Rühren ca. 10 Minuten kochen, bis das Gemüse welk ist.

2. Fügen Sie den Wein hinzu und kochen Sie 1 Minute, bis er verdunstet ist.

3. Fügen Sie die Tomaten, Thymian, Salz und Pfeffer hinzu, um zu schmecken. Reduzieren Sie die Hitze auf niedrig. Kochen Sie unter gelegentlichem Rühren 40 Minuten oder bis die Sauce dick und das Gemüse sehr zart ist. Wenn die Mischung zu trocken wird, etwas Wasser einrühren. Entfernen Sie den Thymian.

4. In einem großen Topf mindestens 4 Liter Wasser zum Kochen bringen. Fügen Sie 2 Esslöffel Salz hinzu, dann die Nudeln. Gut umrühren. Bei starker Hitze unter häufigem Rühren kochen, bis die Nudeln al dente, zart und dennoch bissfest sind. Etwas Kochwasser beiseite stellen. Die Nudeln abtropfen lassen und in eine warme Schüssel geben.

5. Die Sauce mit einem Löffel aufgießen und gut umrühren. Bei Bedarf etwas Kochwasser hinzufügen. Mit etwas nativem Olivenöl beträufeln und erneut werfen. Sofort servieren.

Sizilianische Spaghetti mit Auberginen

Spaghetti alla Norma

Ergibt 4 bis 6 Portionen

Norma*ist der Name einer schönen Oper, die vom sizilianischen Vincenzo Bellini komponiert wurde. Diese Pasta aus Auberginen - ein beliebtes Gemüse in Sizilien - wurde zu Ehren der Oper benannt.*

Ricotta Salata ist eine gepresste Form von Ricotta, die gut als Essenskäse geschnitten oder über Nudeln gerieben wird. Es gibt auch eine geräucherte Version, die besonders lecker ist, obwohl ich sie außerhalb Siziliens noch nie gesehen habe. Wenn Sie Ricotta Salata nicht finden können, ersetzen Sie Feta, das sehr ähnlich ist, oder verwenden Sie Pecorino Romano.

1 mittelgroße Aubergine, geschnitten und in 1⁄4 Zoll dicke Scheiben geschnitten

Salz

Olivenöl zum Braten

2 Knoblauchzehen, leicht zerdrückt

Prise zerkleinerten roten Pfeffer

3 Pfund reife Pflaumentomaten, geschält, entkernt und gehackt, oder 1 (28 Unzen) können italienische geschälte Tomaten importieren, abtropfen lassen und hacken

6 frische Basilikumblätter

1 Pfund Spaghetti

1 Tasse geriebener Ricotta Salata oder Pecorino Romano

1. Die Auberginenscheiben in ein Sieb über einem Teller legen und jede Schicht mit Salz bestreuen. 30 bis 60 Minuten stehen lassen. Die Aubergine abspülen und mit Papiertüchern sehr trocken tupfen.

2. Gießen Sie etwa 1/2 Zoll Öl in eine tiefe, schwere Pfanne. Erhitzen Sie das Öl bei mittlerer Hitze, bis ein kleines Stück der Aubergine in der Pfanne brutzelt. Braten Sie die Auberginenscheiben nacheinander goldbraun auf beiden Seiten an. Auf Papiertüchern abtropfen lassen.

3. Gießen Sie 3 Esslöffel Öl in einen mittelgroßen Topf. Fügen Sie den Knoblauch und den zerkleinerten roten Pfeffer hinzu und kochen Sie ihn bei mittlerer Hitze etwa 4 Minuten lang, bis der Knoblauch tiefgolden ist. Entfernen Sie den Knoblauch. Fügen Sie die Tomaten und das Salz hinzu, um zu schmecken. Reduzieren Sie die Hitze auf niedrig und köcheln Sie 20 bis 30 Minuten oder bis die Sauce eingedickt ist. Basilikum einrühren und die Heizung ausschalten.

4. In einem großen Topf mindestens 4 Liter Wasser zum Kochen bringen. Fügen Sie 2 Esslöffel Salz hinzu, dann die Nudeln. Gut umrühren. Bei starker Hitze unter häufigem Rühren kochen, bis die Nudeln al dente sind, zart, aber immer noch bissfest. Etwas Kochwasser beiseite stellen. Die Nudeln abtropfen lassen.

5. Werfen Sie die Nudeln mit der Sauce in eine warme Schüssel und geben Sie bei Bedarf etwas Kochwasser hinzu. Fügen Sie den Käse hinzu und werfen Sie ihn erneut. Mit den Auberginenscheiben belegen und sofort servieren.

Fliegen mit Brokkoli, Tomaten, Pinienkernen und Rosinen

Farfalle alla Siciliana

Ergibt 4 bis 6 Portionen

Pinienkerne sorgen für einen angenehmen Crunch und Rosinen verleihen dieser köstlichen sizilianischen Pasta Süße. Der Brokkoli wird im selben Topf wie die Nudeln gekocht, sodass ihre Aromen wirklich zusammenkommen. Wenn Sie große runde Tomaten anstelle der Pflaumensorte verwenden, können Sie diese ersetzen, obwohl die Sauce dünner ist und möglicherweise etwas länger gekocht werden muss.

1⁄3 Tasse Olivenöl

2 Knoblauchzehen, fein gehackt

Prise zerkleinerten roten Pfeffer

21⁄2 Pfund frische Pflaumentomaten (ca. 15), geschält, entkernt und gehackt

Salz und frisch gemahlener schwarzer Pfeffer

2 Esslöffel Rosinen

1 Pfund Farfalle

1 mittlerer Bund Brokkoli, Stängel entfernt und in kleine Röschen geschnitten

2 Esslöffel geröstete Pinienkerne

1. Gießen Sie das Öl in eine Pfanne, die groß genug ist, um die Nudeln aufzunehmen. Fügen Sie den Knoblauch und den zerkleinerten roten Pfeffer hinzu. Bei mittlerer Hitze ca. 2 Minuten kochen, bis der Knoblauch golden ist. Fügen Sie die Tomaten und Salz und Pfeffer hinzu, um zu schmecken. Zum Kochen bringen und 15 bis 20 Minuten kochen, bis die Sauce eingedickt ist. Rosinen einrühren und vom Herd nehmen.

2. In einem großen Topf mindestens 4 Liter Wasser zum Kochen bringen. Fügen Sie 2 Esslöffel Salz hinzu, dann die Nudeln. Gut umrühren. Unter häufigem Rühren kochen, bis das Wasser wieder kocht.

3. Den Brokkoli zu den Nudeln geben. Unter häufigem Rühren kochen, bis die Nudeln al dente sind, zart und dennoch bissfest. Etwas Kochwasser beiseite stellen.

4. Nudeln und Brokkoli abtropfen lassen. Fügen Sie sie mit den Tomaten in die Pfanne und fügen Sie bei Bedarf etwas

Kochwasser hinzu. Gut werfen. Mit Pinienkernen bestreuen und sofort servieren.

Cavatelli mit Knoblauchgrün und Kartoffeln

Cavatelli con Verdure e Patate

Ergibt 4 bis 6 Portionen

Das Waschen von Grün ist vielleicht nicht meine Lieblingsaufgabe, aber es ist noch schlimmer, Sand in meinem Essen zu finden, deshalb wasche ich ihn mindestens dreimal. Die Mühe lohnt sich. Sie können in diesem Rezept nur eine Sorte verwenden, aber eine Mischung aus zwei oder drei verschiedenen Grüns verleiht dem Gericht eine interessante Textur und einen interessanten Geschmack.

Die Kartoffeln in diesem Rezept sollten in kleine Stücke geschnitten werden, damit sie zusammen mit den Nudeln kochen. Am Ende sind sie etwas verkocht und krümelig und verleihen der Pasta eine cremige Glätte.

11⁄2 Pfund verschiedene Grüns wie Broccoli Rabe, Mizuna, Senf, Grünkohl oder Löwenzahn, getrimmt

Salz

1⁄3 Tasse Olivenöl

4 Knoblauchzehen, dünn geschnitten

Prise zerkleinerten roten Pfeffer

Salz und frisch gemahlener schwarzer Pfeffer

1 Pfund Cavatelli

1 Pfund kochende Kartoffeln, geschält und in 1/2-Zoll-Stücke gehackt

1. Füllen Sie ein Waschbecken oder eine große Schüssel mit kaltem Wasser. Fügen Sie die Grüns hinzu und schwenken Sie sie im Wasser. Übertragen Sie das Grün in ein Sieb, wechseln Sie das Wasser und wiederholen Sie es mindestens noch zweimal, um alle Sandspuren zu entfernen.

2. Einen großen Topf Wasser zum Kochen bringen. Fügen Sie das Grün und Salz hinzu, um zu schmecken. Je nach verwendeter Sorte 5 bis 10 Minuten kochen, bis das Grün weich ist. Lassen Sie das Grün ab und lassen Sie es unter kaltem fließendem Wasser leicht abkühlen. Das Gemüse in mundgerechte Stücke schneiden.

3. Gießen Sie das Öl in eine Pfanne, die groß genug ist, um die gekochten Nudeln aufzunehmen. Fügen Sie den Knoblauch und den zerkleinerten roten Pfeffer hinzu. Bei mittlerer Hitze 2 Minuten kochen, bis der Knoblauch golden ist. Fügen Sie das Grün und eine Prise Salz hinzu. Unter Rühren ca. 5 Minuten kochen, bis das Gemüse mit Öl überzogen ist.

4. In einem großen Topf mindestens 4 Liter Wasser zum Kochen bringen. Fügen Sie 2 Esslöffel Salz hinzu, dann die Nudeln. Unter häufigem Rühren kochen, bis das Wasser wieder kocht. Fügen Sie die Kartoffeln hinzu und kochen Sie, bis die Nudeln al dente sind, zart und dennoch bissfest. Etwas Kochwasser beiseite stellen. Die Nudeln abtropfen lassen.

5. Fügen Sie die Nudeln und Kartoffeln zum Grün hinzu und werfen Sie gut. Fügen Sie ein wenig des reservierten Kochwassers hinzu, wenn die Nudeln trocken erscheinen. Sofort servieren.

Linguine mit Zucchini

Linguine con Zucchine

Ergibt 4 bis 6 Portionen

Widerstehen Sie dem Drang, nur kleine bis mittlere Zucchini zu kaufen, und sagen Sie Nein, danke an Gärtnerfreunde, die verzweifelt Kürbisse in Dackelgröße anbieten. Riesige Zucchini sind wässrig, schäbig und geschmacklos, aber diejenigen, die so lang wie ein Hot Dog sind und nicht dicker als eine Knockwurst, sind zart und köstlich.

Ich mag besonders Pecorino Romano - einen scharfen und würzigen Schafskäse aus Süditalien - in diesem Rezept.

6 kleine grüne oder gelbe Zucchini (ca. 2 Pfund)

1⁄3 Tasse Olivenöl

3 Knoblauchzehen, fein gehackt

Salz und frisch gemahlener schwarzer Pfeffer

1⁄4 Tasse gehacktes frisches Basilikum

2 Esslöffel gehackte frische Petersilie

1 Esslöffel gehackter frischer Thymian

1 Pfund Linguine

1/2 Tasse frisch geriebener Pecorino Romano

1. Die Zucchini unter kaltem Wasser schrubben. Schneiden Sie die Enden. Längs vierteln, dann in Scheiben schneiden.

2. In einer Pfanne, die groß genug ist, um die Nudeln aufzunehmen, das Öl bei mittlerer Hitze erhitzen. Fügen Sie die Zucchini hinzu und kochen Sie sie unter gelegentlichem Rühren etwa 10 Minuten lang, bis sie leicht gebräunt und zart ist. Schieben Sie die Zucchini zur Seite der Pfanne und fügen Sie den Knoblauch, das Salz und den Pfeffer hinzu. 2 Minuten kochen lassen. Fügen Sie die Kräuter hinzu, rühren Sie die Zucchini wieder in die Gewürze und nehmen Sie sie dann vom Herd.

3. Während die Zucchini kocht, 4 Liter Wasser in einem großen Topf zum Kochen bringen. Fügen Sie 2 Esslöffel Salz hinzu, dann die Nudeln. Gut umrühren. Bei starker Hitze unter häufigem Rühren kochen, bis die Nudeln al dente, zart und dennoch bissfest sind. Etwas Kochwasser beiseite stellen.

4. Die Nudeln abtropfen lassen. Die Nudeln mit der Zucchini in die Pfanne geben. Gut umrühren und bei Bedarf etwas Kochwasser hinzufügen. Fügen Sie den Käse hinzu und werfen Sie ihn erneut. Sofort servieren.

Penne mit gegrilltem Gemüse

Pasta con Verdure alla Griglia

Ergibt 4 bis 6 Portionen

Obwohl ich die Haut normalerweise auf Auberginen belasse, neigt das Grillen dazu, die Haut zäh zu machen. Deshalb schäle ich sie ab, bevor ich den Grill anzünde. Wenn Ihre Auberginen nicht frisch vom Bauernhof sind, können Sie sie vor dem Kochen salzen, um die Bitterkeit zu verringern, die mit zunehmender Reife des Gemüses zunimmt. Dazu die Aubergine schälen und in Scheiben schneiden, dann die Scheiben in ein Sieb schichten und jede Schicht mit grobem Salz bestreuen. 30 bis 60 Minuten stehen lassen, um die Flüssigkeit zu entfernen. Spülen Sie das Salz ab, tupfen Sie es trocken und kochen Sie es wie angegeben.

2 Pfund Pflaumentomaten (ungefähr 12)

Olivenöl

1 mittelgroße Aubergine, geschält und in dicke Scheiben geschnitten

2 mittelrote oder weiße süße Zwiebeln, dick geschnitten

Salz und frisch gemahlener schwarzer Pfeffer

2 Knoblauchzehen, sehr fein gehackt

12 Blätter frisches Basilikum, in kleine Stücke zerrissen

1 Pfund Penne

1/2 Tasse frisch geriebener Pecorino Romano

1. Stellen Sie einen Grill oder einen Grillrost etwa 5 cm von der Wärmequelle entfernt auf. Grill oder Grill vorheizen. Legen Sie die Tomaten auf den Grill. Kochen Sie häufig mit einer Zange, bis die Tomaten weich sind und die Haut leicht verkohlt und gelockert ist. Entfernen Sie die Tomaten. Die Auberginen- und Zwiebelscheiben mit Öl bestreichen und mit Salz und Pfeffer bestreuen. Grillen Sie, bis das Gemüse zart und gebräunt, aber nicht geschwärzt ist, ungefähr 5 Minuten auf jeder Seite.

2. Ziehen Sie die Tomatenschalen ab und schneiden Sie die Stielenden aus. Legen Sie die Tomaten in eine große Schüssel und zerdrücken Sie sie gut mit einer Gabel. Knoblauch, Basilikum, 1/4 Tasse Öl sowie Salz und Pfeffer nach Geschmack einrühren.

3. Schneiden Sie die Auberginen und Zwiebeln in dünne Streifen und fügen Sie sie den Tomaten hinzu.

4. In einem großen Topf mindestens 4 Liter Wasser zum Kochen bringen. Fügen Sie 2 Esslöffel Salz hinzu, dann die Nudeln. Gut umrühren. Bei starker Hitze unter häufigem Rühren kochen, bis die Nudeln al dente, zart und dennoch bissfest sind. Etwas Kochflüssigkeit beiseite stellen.

5. Die Nudeln abtropfen lassen. In einer großen Schüssel die Nudeln mit dem Gemüse vermengen. Fügen Sie etwas Kochwasser hinzu, wenn die Nudeln trocken erscheinen. Fügen Sie den Käse hinzu und servieren Sie ihn sofort.

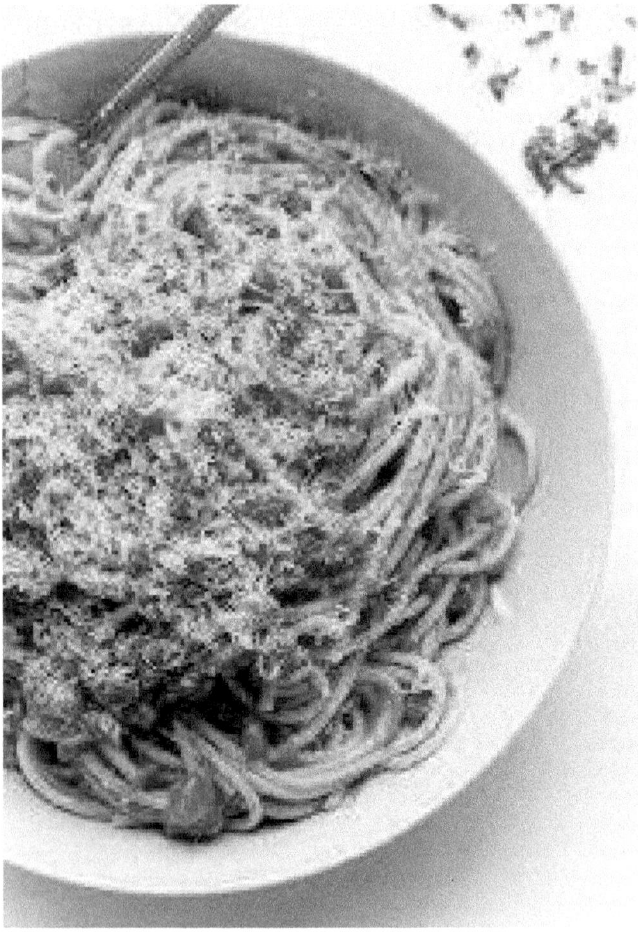

Penne mit Pilzen, Knoblauch und Rosmarin

Penne con Funghi

Ergibt 4 bis 6 Portionen

Sie können jede Art von Pilz verwenden, die Sie in diesem Rezept mögen, wie z. B. Auster, Shiitake, Cremini oder die normale weiße Sorte. Eine Kombination ist besonders gut. Wenn Sie wirklich wilde Pilze wie Morcheln haben, sollten Sie diese sehr gut reinigen, da sie sehr grobkörnig sein können.

1/4 Tasse Olivenöl

1 Pfund Pilze, in dünne Scheiben geschnitten

2 große Knoblauchzehen, fein gehackt

2 Teelöffel sehr fein gehackter frischer Rosmarin

Salz und frisch gemahlener schwarzer Pfeffer

1 Pfund Penne oder Farfalle

2 Esslöffel ungesalzene Butter

2 Esslöffel gehackte frische Petersilie

1. In einer Pfanne, die groß genug ist, um die Nudeln aufzunehmen, das Öl bei mittlerer Hitze erhitzen. Fügen Sie die Pilze, den Knoblauch und den Rosmarin hinzu. Unter häufigem Rühren etwa 10 Minuten kochen, bis die Pilze beginnen, ihre Flüssigkeit freizusetzen. Nach Belieben Salz und Pfeffer hinzufügen. Kochen Sie unter häufigem Rühren, bis die Pilze leicht gebräunt sind, weitere 5 Minuten.

2. In einem großen Topf mindestens 4 Liter Wasser zum Kochen bringen. Fügen Sie 2 Esslöffel Salz hinzu, dann die Nudeln. Gut umrühren. Bei starker Hitze unter häufigem Rühren kochen, bis die Nudeln al dente, zart und dennoch bissfest sind. Etwas Kochwasser beiseite stellen.

3. Die Nudeln abtropfen lassen. Die Nudeln mit den Pilzen, der Butter und der Petersilie in die Pfanne geben. Fügen Sie etwas Kochwasser hinzu, wenn die Nudeln trocken erscheinen. Sofort servieren.

Linguine mit Rüben und Knoblauch

Linguine con Barbabietole

Ergibt 4 bis 6 Portionen

Pasta und Rüben mögen nach einer ungewöhnlichen Kombination klingen, aber seit ich sie in einer kleinen Stadt an der Küste der Emilia-Romagna probiert habe, ist sie einer meiner Favoriten. Es ist nicht nur lecker, sondern auch eines der schönsten Nudelgerichte, die ich kenne. Jeder wird von seiner atemberaubenden Farbe begeistert sein. Machen Sie dies im Spätsommer und frühen Herbst, wenn frische rote Rüben am süßesten sind.

8 mittelrote Rüben, geschnitten

1/3 Tasse Olivenöl

3 Knoblauchzehen, fein gehackt

Prise zerkleinerten roten Pfeffer oder nach Geschmack

Salz

1 Pfund Linguine

1. Stellen Sie einen Rost in die Mitte des Ofens. Heizen Sie den Ofen auf 450 ° F vor. Schrubben Sie die Rüben und wickeln Sie

sie dicht verschlossen in ein großes Blatt Aluminiumfolie. Legen Sie die Packung auf ein Backblech. Je nach Größe 45 bis 75 Minuten backen oder bis sich die Rüben zart anfühlen, wenn sie mit einem scharfen Messer durch die Folie gestochen werden. Lassen Sie die Rüben in der Folie abkühlen. Die Rüben schälen und hacken.

2. Gießen Sie das Öl in eine Pfanne, die groß genug ist, um die gekochten Nudeln aufzunehmen. Fügen Sie den Knoblauch und den zerkleinerten roten Pfeffer hinzu. Bei mittlerer Hitze ca. 2 Minuten kochen, bis der Knoblauch golden ist. Fügen Sie die Rüben hinzu und rühren Sie sie in die Ölmischung, bis sie gerade durchgeheizt sind.

3. In einem großen Topf mindestens 4 Liter Wasser zum Kochen bringen. Fügen Sie 2 Esslöffel Salz hinzu, dann die Nudeln. Gut umrühren. Bei starker Hitze unter häufigem Rühren kochen, bis die Nudeln al dente, zart und dennoch bissfest sind.

4. Die Nudeln abtropfen lassen und etwas Kochwasser aufheben. Gießen Sie die Linguine mit den Rüben in die Pfanne. Fügen Sie etwas Kochwasser hinzu und kochen Sie es bei mittlerer Hitze. Drehen Sie die Nudeln mit einer Gabel und einem Löffel etwa 2 Minuten lang, bis sie gleichmäßig gefärbt sind. Sofort servieren.

Fliegen mit Rüben und Grüns

Farfalle con Barbabietole

Ergibt 4 bis 6 Portionen

Dies ist eine Variation der Linguine mit Rüben und KnoblauchRezept, sowohl mit den Rüben als auch mit den Rübengrüns. Wenn die Spitzen der Rüben schlaff oder braun aussehen, ersetzen Sie etwa ein Pfund frischen Spinat, Mangold oder anderes Grün.

1 Bund frische rote Rüben mit Spitzen (4 bis 5 Rüben)

1⁄3 Tasse Olivenöl

2 große Knoblauchzehen, fein gehackt

Salz und frisch gemahlener schwarzer Pfeffer

1 Pfund Farfalle

4 Unzen Ricotta Salata, zerkleinert

1. Stellen Sie einen Rost in die Mitte des Ofens. Heizen Sie den Ofen auf 450 ° F vor. Das Rübengrün abschneiden und beiseite stellen. Schrubben Sie die Rüben und wickeln Sie sie dicht verschlossen in ein großes Blatt Aluminiumfolie. Legen Sie die

Packung auf ein Backblech. Je nach Größe 45 bis 75 Minuten backen oder bis sich die Rüben zart anfühlen, wenn sie mit einem scharfen Messer durch die Folie gestochen werden. Lassen Sie die Rüben in der Folie abkühlen. Wickeln Sie die Folie aus, schälen und hacken Sie die Rüben.

2. Waschen Sie das Grün gut und entfernen Sie die zähen Stängel. Einen großen Topf Wasser zum Kochen bringen. Fügen Sie das Grün und Salz hinzu, um zu schmecken. 5 Minuten kochen lassen oder bis das Grün fast zart ist. Lassen Sie das Grün ab und kühlen Sie es unter fließendem Wasser ab. Das Grün grob hacken.

3. Gießen Sie das Öl in eine Pfanne, die groß genug ist, um alle Nudeln und Gemüse aufzunehmen. Fügen Sie den Knoblauch hinzu. Bei mittlerer Hitze ca. 2 Minuten kochen, bis der Knoblauch golden ist. Fügen Sie die Rüben und Gemüse und eine Prise Salz und Pfeffer hinzu. Kochen Sie unter Rühren etwa 5 Minuten oder bis das Gemüse durchgeheizt ist.

4. In einem großen Topf mindestens 4 Liter Wasser zum Kochen bringen. Fügen Sie 2 Esslöffel Salz hinzu, dann die Nudeln. Gut umrühren. Bei starker Hitze unter häufigem Rühren kochen, bis die Nudeln al dente, zart und dennoch bissfest sind.

5. Die Nudeln abtropfen lassen und etwas Kochwasser aufheben. Die Nudeln mit den Rüben in die Pfanne geben. Fügen Sie etwas Kochwasser hinzu und kochen Sie die Nudeln unter ständigem Rühren etwa 1 Minute lang, bis sie gleichmäßig gefärbt sind. Den Käse hinzufügen und erneut umrühren. Sofort mit einer großzügigen Prise frisch gemahlenen schwarzen Pfeffers servieren.

Pasta mit Salat

Pasta al Insalata

Ergibt 4 bis 6 Portionen

Pasta mit einem frischen Gemüsesalat ist ein schönes leichtes Sommergericht. Ich hatte dies, als ich Freunde im Piemont besuchte. Lassen Sie es nicht zu lange stehen, sonst verliert das Gemüse seinen hellen Geschmack und sein Aussehen.

2 mittelgroße Tomaten, gehackt

1 mittelgroße Fenchelknolle, zugeschnitten und in mundgerechte Stücke geschnitten

1 kleine rote Zwiebel, gehackt

1/4 Tasse natives Olivenöl extra

2 Esslöffel Basilikum in dünne Bänder geschnitten

Salz und frisch gemahlener schwarzer Pfeffer

2 Tassen geschnittener Rucola, in mundgerechte Stücke zerrissen

1 Pfund Ellbogen

1. Kombinieren Sie in einer großen Schüssel die Tomaten, den Fenchel, die Zwiebel, das Olivenöl, das Basilikum sowie Salz und Pfeffer nach Geschmack. Gut umrühren. Top mit Rucola.

2. In einem großen Topf mindestens 4 Liter Wasser zum Kochen bringen. Fügen Sie 2 Esslöffel Salz hinzu, dann die Nudeln. Bei starker Hitze unter häufigem Rühren kochen, bis die Nudeln al dente, zart und dennoch bissfest sind. Etwas Kochwasser beiseite stellen. Die Nudeln abtropfen lassen.

3. Werfen Sie die Nudeln mit der Salatmischung. Fügen Sie etwas Kochwasser hinzu, wenn die Nudeln trocken erscheinen. Sofort servieren.

Fusilli mit gerösteten Tomaten

Fusilli con Pomodori al Forno

Ergibt 4 bis 6 Portionen

Geröstete Tomaten sind eine beliebte Beilage in meinem Haus, etwas, das ich mit Fisch, Kalbskoteletts oder Steak serviere. Eines Tages hatte ich eine große Pfanne voll vorbereitet, aber ich hatte nichts, mit dem ich sie servieren konnte, außer getrockneten Nudeln. Ich warf die gerösteten Tomaten und ihre Säfte mit frisch gekochten Fusilli. Jetzt mache ich es die ganze Zeit.

2 Pfund reife Pflaumentomaten (ca. 12 bis 14), in 1⁄4 Zoll dicke Scheiben geschnitten

3 große Knoblauchzehen, fein gehackt

1⁄2 Teelöffel getrockneter Oregano

Salz und frisch gemahlener schwarzer Pfeffer

1⁄3 Tasse Olivenöl

1 Pfund Fusilli

1⁄2 Tasse gehacktes frisches Basilikum oder flache Petersilie

1. Stellen Sie einen Rost in die Mitte des Ofens. Heizen Sie den Ofen auf 400 ° F vor. Ölen Sie eine 13 × 9 × 2-Zoll-Auflaufform oder Bratpfanne.

2. Die Hälfte der Tomatenscheiben in der vorbereiteten Schüssel verteilen. Mit Knoblauch, Oregano und Salz und Pfeffer abschmecken. Top mit den restlichen Tomaten. Mit dem Öl beträufeln.

3. 30 bis 40 Minuten backen, bis die Tomaten sehr weich sind. Nehmen Sie die Schüssel aus dem Ofen.

4. In einem großen Topf mindestens 4 Liter Wasser zum Kochen bringen. Fügen Sie 2 Esslöffel Salz hinzu, dann die Nudeln. Gut umrühren. Bei starker Hitze unter häufigem Rühren kochen, bis die Nudeln al dente, zart und dennoch bissfest sind. Die Nudeln abtropfen lassen und etwas Kochwasser aufheben.

5. Die Nudeln auf die gebackenen Tomaten legen und gut umrühren. Fügen Sie das Basilikum oder die Petersilie hinzu und werfen Sie es erneut. Fügen Sie etwas reserviertes Kochwasser hinzu, wenn die Nudeln trocken erscheinen. Sofort servieren.

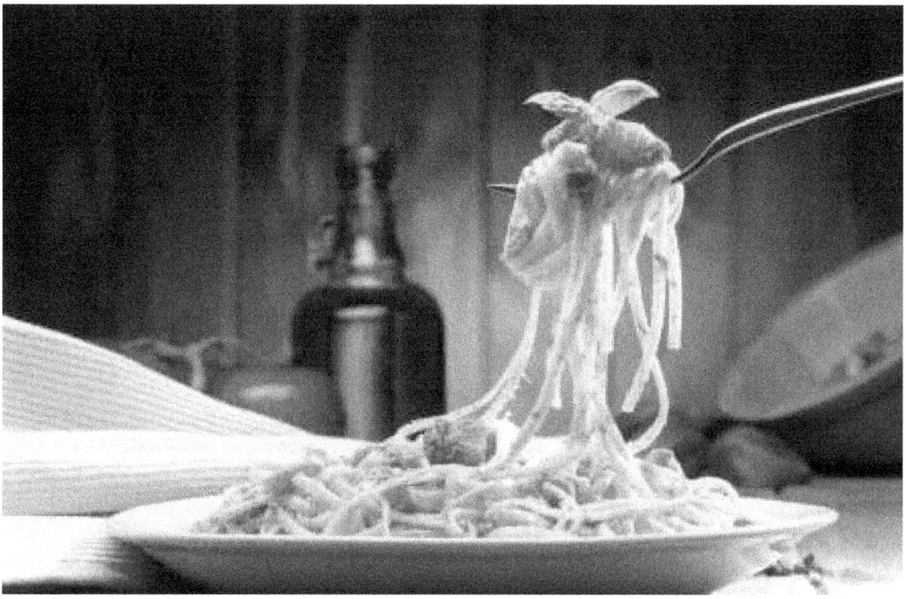

Ellbogen mit Kartoffeln, Tomaten und Rucola

La Bandiera

Ergibt 6 bis 8 Portionen

In Apulien wird diese Pasta "die Flagge" genannt, weil sie das Rot, Weiß und Grün der italienischen Flagge hat. Einige Köche machen es mit mehr Flüssigkeit und servieren es als Suppe.

1/4 Tasse Olivenöl

2 große Knoblauchzehen, fein gehackt

Prise zerkleinerten roten Pfeffer

11/2 Pfund reife Pflaumentomaten, geschält, entkernt und gehackt (ca. 3 Tassen)

2 Esslöffel gehacktes frisches Basilikum

Salz und frisch gemahlener schwarzer Pfeffer

1 Pfund Ellbogen

3 mittelkochende Kartoffeln (1 Pfund), geschält und in 1/2-Zoll-Stücke geschnitten

2 Bündel Rucola, zugeschnitten und in 1-Zoll-Längen geschnitten (ca. 4 Tassen)

1⁄3 Tasse frisch geriebener Pecorino Romano

1. Gießen Sie das Öl in eine Pfanne, die groß genug ist, um die Nudeln aufzunehmen. Fügen Sie den Knoblauch und den zerkleinerten roten Pfeffer hinzu. Bei mittlerer Hitze 2 Minuten kochen, bis der Knoblauch golden ist.

2. Fügen Sie die Tomaten, Basilikum und Salz und Pfeffer hinzu, um zu schmecken. Zum Kochen bringen und unter gelegentlichem Rühren etwa 10 Minuten kochen, bis die Sauce leicht eingedickt ist.

3. In einem großen Topf mindestens 4 Liter Wasser zum Kochen bringen. Fügen Sie 2 Esslöffel Salz hinzu, dann die Nudeln. Gut umrühren. Wenn das Wasser wieder kocht, die Kartoffeln unterrühren. Unter häufigem Rühren kochen, bis die Nudeln al dente sind, zart und dennoch bissfest.

4. Die Nudeln und Kartoffeln abtropfen lassen und etwas Kochwasser aufbewahren. Rühren Sie die Nudeln, Kartoffeln und Rucola in die kochende Tomatensauce. 1 bis 2 Minuten kochen lassen, umrühren oder bis die Nudeln und das Gemüse gut mit der Sauce überzogen sind. Fügen Sie etwas reserviertes Kochwasser hinzu, wenn die Nudeln trocken erscheinen.

5. Käse einrühren und sofort servieren.

Römische Linguine im Landhausstil

Linguine alla Ciociara

Ergibt 4 bis 6 Portionen

Meine Freunde Diane Darrow und Tom Maresca, die über italienischen Wein und italienisches Essen schreiben, stellten mir diese römische Pasta vor. Der Name bedeutet im lokalen Dialekt "Bäuerinnenstil". Der frische, grasige Geschmack von grünem Paprika macht diese einfache Pasta ungewöhnlich.

1 mittelgrüner Paprika

1⁄2 Tasse Olivenöl

2 Tassen geschälte, entkernte und gehackte frische Tomaten oder abgetropfte und gehackte importierte italienische Tomaten in Dosen

1⁄2 Tasse grob gehacktes Gaeta oder andere milde ölgehärtete schwarze Oliven

Salz

Prise zerkleinerten roten Pfeffer

1 Pfund Linguine oder Spaghetti

1/2 Tasse frisch geriebener Pecorino Romano

1. Schneiden Sie den Pfeffer in zwei Hälften und entfernen Sie den Stiel und die Samen. Schneiden Sie den Pfeffer in sehr dünne Längsscheiben und dann quer in Drittel.

2. In einer Pfanne, die groß genug ist, um die gekochten Spaghetti aufzunehmen, das Öl bei mittlerer Hitze erhitzen. Fügen Sie die Tomaten, Pfeffer, Oliven, Salz nach Geschmack und zerkleinerten roten Pfeffer hinzu. Zum Kochen bringen und unter gelegentlichem Rühren etwa 20 Minuten kochen, bis die Sauce leicht eingedickt ist.

3. In einem großen Topf mindestens 4 Liter Wasser zum Kochen bringen. Fügen Sie 2 Esslöffel Salz hinzu, dann die Nudeln. Gut umrühren. Bei starker Hitze unter häufigem Rühren kochen, bis die Nudeln al dente, zart und dennoch bissfest sind. Die Nudeln abtropfen lassen und etwas Kochwasser aufheben.

4. Die Nudeln mit der Sauce in die Pfanne geben. Kochen und 1 Minute bei mittlerer Hitze werfen, dabei etwas reserviertes Kochwasser hinzufügen, wenn die Nudeln trocken erscheinen. Fügen Sie den Käse hinzu und werfen Sie ihn erneut. Sofort servieren.

Penne mit Frühlingsgemüse und Knoblauch

Penne alla Primavera

Ergibt 4 bis 6 Portionen

Obwohl die klassische Art, eine Primavera-Sauce zuzubereiten, die Verwendung von Sahne und Butter ist, ist diese Methode, die auf mit Knoblauch aromatisiertem Olivenöl basiert, auch gut.

1⁄4 Tasse Olivenöl

4 Knoblauchzehen, fein gehackt

8 Spargel, in mundgerechte Längen geschnitten

4 Frühlingszwiebeln, in 1⁄4-Zoll-Scheiben schneiden

3 sehr kleine Zucchini (ca. 12 Unzen), in 1⁄4-Zoll-Scheiben geschnitten

2 mittelgroße Karotten, in 1⁄4-Zoll-Scheiben geschnitten

2 Esslöffel Wasser

Salz und frisch gemahlener schwarzer Pfeffer

2 Tassen kleine Kirsch- oder Traubentomaten, halbiert

3 Esslöffel gehackte frische Petersilie

½ Tasse frisch geriebener Pecorino Romano

1. Gießen Sie das Öl in eine Pfanne, die groß genug ist, um die Nudeln aufzunehmen. Fügen Sie den Knoblauch hinzu und kochen Sie ihn bei mittlerer Hitze 2 Minuten lang. Spargel, Frühlingszwiebeln, Zucchini, Karotten, Wasser sowie Salz und Pfeffer nach Belieben einrühren. Decken Sie die Pfanne ab und senken Sie die Hitze. 5 bis 10 Minuten kochen, bis die Karotten fast zart sind.

2. In einem großen Topf mindestens 4 Liter Wasser zum Kochen bringen. Fügen Sie 2 Esslöffel Salz hinzu, dann die Nudeln. Gut umrühren. Bei starker Hitze unter häufigem Rühren kochen, bis die Nudeln al dente, zart und dennoch bissfest sind. Die Nudeln abtropfen lassen und etwas Kochwasser aufheben.

3. Rühren Sie die Tomaten und Petersilie in die Pfanne mit dem Gemüse und werfen Sie gut. Fügen Sie die Nudeln und den Käse hinzu und werfen Sie sie erneut. Fügen Sie etwas reserviertes Kochwasser hinzu, wenn die Nudeln trocken erscheinen. Sofort servieren.

"Dragged" Pasta mit Sahne und Pilzen

Pasta Strascinata

Ergibt 4 bis 6 Portionen

Der Hauptgrund für einen Besuch in Torgiano in Umbrien ist der Aufenthalt im Le Tre Vaselle, einem wunderschönen Landgasthof mit einem guten Restaurant. Mein Mann und ich haben dort vor einigen Jahren diese ungewöhnliche "schleppende" Pasta gegessen. Kurze, spitze Nudelröhrchen, die als Pennette bekannt sind, wurden direkt in der Sauce nach Risotto-Art gekocht. Ich habe noch nie anderswo Nudeln gesehen, die so gekocht wurden.

Da die Technik ganz anders ist, lesen Sie unbedingt das Rezept durch, bevor Sie beginnen, und lassen Sie die Brühe und alle Zutaten erhitzen, bevor Sie beginnen.

Die Winzerfamilie Lungarotti besitzt Le Tre Vaselle, und einer ihrer ausgezeichneten Rotweine wie Rubesco passt ideal zu dieser Pasta.

1 mittelgroße Zwiebel, fein gehackt

6 Esslöffel Olivenöl

1 Pfund Pennette, Ditalini oder Tubetti

2 Esslöffel Cognac

5 Tassen heiß hausgemacht Fleischbrühe oder Hühnersuppe oder 2 Tassen Dosenbrühe gemischt mit 3 Tassen Wasser

8 Unzen geschnittene weiße Pilze

Salz und frisch gemahlener schwarzer Pfeffer

3⁄4 Tasse Sahne

1 Tasse frisch geriebener Parmigiano-Reggiano

1 Esslöffel gehackte frische Petersilie

1. In einer Pfanne, die groß genug ist, um alle Nudeln aufzunehmen, die Zwiebel in 2 Esslöffeln Öl bei mittlerer Hitze etwa 10 Minuten lang zart und goldbraun kochen. Kratzen Sie die Zwiebel in eine Schüssel und wischen Sie die Pfanne aus.

2. Gießen Sie die restlichen 4 Esslöffel Öl in die Pfanne und erhitzen Sie sie bei mittlerer Hitze. Fügen Sie die Nudeln hinzu und kochen Sie sie unter häufigem Rühren etwa 5 Minuten lang, bis die Nudeln anfangen zu bräunen. Fügen Sie den Cognac hinzu und kochen Sie ihn, bis er verdunstet ist.

3. Die Zwiebel wieder in die Pfanne geben und 2 Tassen der heißen Brühe einrühren. Stellen Sie die Hitze auf mittelhoch und kochen Sie unter häufigem Rühren, bis der größte Teil der Brühe absorbiert ist. 2 weitere Tassen der Brühe einrühren. Wenn der größte Teil der Flüssigkeit absorbiert ist, die Pilze einrühren. Fügen Sie während des Rührens die restliche Brühe nach Bedarf hinzu, um die Nudeln feucht zu halten. Mit Salz und Pfeffer abschmecken.

4. Nach ungefähr 12 Minuten, nachdem Sie mit dem Hinzufügen der Brühe begonnen haben, sollten die Nudeln fast al dente sein, zart und dennoch bissfest. Die Sahne einrühren und ca. 1 Minute köcheln lassen, bis sie leicht eingedickt ist.

5. Nehmen Sie die Pfanne vom Herd und rühren Sie den Käse ein. Petersilie einrühren und sofort servieren.

Römische Tomaten-Mozzarella-Nudeln

Pasta alla Checca

Ergibt 4 bis 6 Portionen

Als mein Mann diese Pasta zum ersten Mal in Rom probierte, mochte er sie so sehr, dass er sie praktisch jeden Tag unseres Aufenthalts aß. Verwenden Sie unbedingt einen cremig frischen Mozzarella und wirklich reife Tomaten. Es ist die perfekte Pasta für den Sommertag.

3 mittelgroße reife Tomaten

1/4 Tasse natives Olivenöl extra

1 kleine Knoblauchzehe, fein gehackt

Salz und frisch gemahlener schwarzer Pfeffer

20 Basilikumblätter

1 Pfund Tubetti oder Ditalini

8 Unzen frischer Mozzarella, in kleine Würfel geschnitten

1. Schneiden Sie die Tomaten in zwei Hälften und entfernen Sie die Kerne. Tomatensamen auspressen. Hacken Sie die Tomaten und legen Sie sie in eine Schüssel, die groß genug ist, um alle Zutaten aufzunehmen.

2. Öl, Knoblauch sowie Salz und Pfeffer nach Geschmack einrühren. Stapeln Sie die Basilikumblätter und schneiden Sie sie in dünne Bänder. Rühren Sie das Basilikum in die Tomaten. Diese Sauce kann im Voraus hergestellt und bis zu 2 Stunden bei Raumtemperatur aufbewahrt werden.

3. In einem großen Topf mindestens 4 Liter Wasser zum Kochen bringen. Fügen Sie 2 Esslöffel Salz hinzu, dann die Nudeln. Gut umrühren. Bei starker Hitze unter häufigem Rühren kochen, bis die Nudeln al dente, zart und dennoch bissfest sind. Die Nudeln abtropfen lassen und mit der Sauce vermengen. Fügen Sie den Mozzarella hinzu und werfen Sie ihn erneut. Sofort servieren.

Fusilli mit Thunfisch und Tomaten

Fusilli al Tonno

Ergibt 4 bis 6 Portionen

So sehr ich gute frische Thunfischsteaks genieße, die selten gegrillt werden, denke ich, dass ich Thunfischkonserven wahrscheinlich noch mehr mag. Es macht natürlich großartige Sandwiches und Salate, aber Italiener haben eine Reihe anderer Verwendungszwecke, wie zum Beispiel im klassischen Vitello Tonnato (Kalbfleisch in Thunfischsauce) für Kalbfleisch oder zu einer Pastete geformt oder mit Nudeln kombiniert, wie es Köche in Sizilien oft machen. Verwenden Sie für diese Sauce keinen wassergefüllten Thunfisch. Der Geschmack ist zu langweilig und die Textur zu feucht. Verwenden Sie für den besten Geschmack und die beste Textur eine gute Marke von mit Olivenöl verpacktem Thunfisch aus Italien oder Spanien.

3 mittelgroße Tomaten, gehackt

1 (7 Unzen) kann in Olivenöl verpackten italienischen oder spanischen Thunfisch importieren

10 frische Basilikumblätter, gehackt

1/2 Teelöffel getrockneter Oregano, zerbröckelt

Prise zerkleinerten roten Pfeffer

Salz

1 Pfund Fusilli oder Rotelle

1. In einer großen Schüssel die Tomaten, den Thunfisch mit Öl, Basilikum, Oregano, rotem Pfeffer und Salz abschmecken.

2. In einem großen Topf mindestens 4 Liter Wasser zum Kochen bringen. Fügen Sie 2 Esslöffel Salz hinzu, dann die Nudeln. Gut umrühren. Bei starker Hitze unter häufigem Rühren kochen, bis die Nudeln al dente, zart und dennoch bissfest sind. Etwas Kochwasser beiseite stellen. Die Nudeln abtropfen lassen.

3. Werfen Sie die Nudeln mit der Sauce. Fügen Sie etwas Kochwasser hinzu, wenn die Nudeln trocken erscheinen. Sofort servieren.

Linguine mit sizilianischem Pesto

Linguine al Pesto Trapanese

Ergibt 4 bis 6 Portionen

Pesto-Sauce wird normalerweise mit Ligurien in Verbindung gebracht, aber das betrifft hauptsächlich Basilikum und Knoblauch. Pesto auf Italienisch bezieht sich auf alles, was geschlagen, gehackt oder püriert wird. So wird diese Sauce normalerweise in Trapani, einer Küstenstadt im Westen Siziliens, hergestellt.

Es gibt viel Geschmack in diesem Gericht; Es wird kein Käse benötigt.

1/2 Tasse blanchierte Mandeln

2 große Knoblauchzehen

1/2 Tasse verpackte frische Basilikumblätter

Salz und frisch gemahlener schwarzer Pfeffer

1 Pfund frische Tomaten, geschält, entkernt und gehackt

1/3 Tasse natives Olivenöl extra

1 Pfund Linguine

1. Kombinieren Sie in einer Küchenmaschine oder einem Mixer die Mandeln, den Knoblauch, das Basilikum sowie Salz und Pfeffer nach Geschmack. Die Zutaten fein hacken. Fügen Sie die Tomaten und das Öl hinzu und verarbeiten Sie sie, bis sie glatt sind.

2. In einem großen Topf mindestens 4 Liter Wasser zum Kochen bringen. Fügen Sie 2 Esslöffel Salz und dann die Nudeln hinzu und drücken Sie sie vorsichtig nach unten, bis die Nudeln vollständig mit Wasser bedeckt sind. Gut umrühren. Bei starker Hitze unter häufigem Rühren kochen, bis die Nudeln al dente, zart und dennoch bissfest sind. Etwas Kochwasser beiseite stellen. Die Nudeln abtropfen lassen.

3. Gießen Sie die Nudeln in eine große warme Schüssel. Fügen Sie die Sauce hinzu und werfen Sie gut. Fügen Sie ein wenig des reservierten Nudelwassers hinzu, wenn die Nudeln trocken erscheinen. Sofort servieren.

Spaghetti mit "Crazy" Pesto

Spaghetti al Pesto Matto

Ergibt 4 bis 6 Portionen

Dieses Rezept stammt aus einer Broschüre "The Pleasures of Cooking Pasta", die von der italienischen Pasta-Firma Agnesi veröffentlicht wurde. Die Rezepte wurden von Hausköchen eingereicht, und der Autor dieses Rezepts improvisierte wahrscheinlich dieses untraditionelle Pesto (daher der Name).

2 mittelreife Tomaten, geschält, entkernt und gehackt

1/2 Tasse gehackte schwarze Oliven

6 Basilikumblätter, gestapelt und in dünne Bänder geschnitten

1 Esslöffel gehackter frischer Thymian

1/4 Tasse Olivenöl

Salz und frisch gemahlener schwarzer Pfeffer

1 Pfund Spaghetti oder Linguine

4 Unzen weicher frischer Ziegenkäse

1. Mischen Sie in einer großen Schüssel die Tomaten, Oliven, Basilikum, Thymian, Öl sowie Salz und Pfeffer nach Geschmack.

2. In einem großen Topf mindestens 4 Liter Wasser zum Kochen bringen. Fügen Sie 2 Esslöffel Salz und dann die Nudeln hinzu und drücken Sie sie vorsichtig nach unten, bis die Nudeln vollständig mit Wasser bedeckt sind. Gut umrühren. Bei starker Hitze unter häufigem Rühren kochen, bis die Nudeln weich sind. Die Nudeln abtropfen lassen.

3. Die Nudeln mit den Tomaten in die Schüssel geben und gut verrühren. Fügen Sie den Ziegenkäse hinzu und werfen Sie ihn erneut. Sofort servieren.

Fliegen mit ungekochter Puttanesca-Sauce

Farfalle alla Puttanesca

Ergibt 4 bis 6 Portionen

Die Zutaten in dieser Nudelsauce sind ähnlich wie für Linguine mit Sardellen und würziger Tomatensauce, aber der Geschmack ist ganz anders, da diese Sauce kein Kochen erfordert.

1 Pint Kirsch- oder Traubentomaten, halbiert

6 bis 8 Sardellenfilets, gehackt

1 große Knoblauchzehe, sehr fein gehackt

1/2 Tasse entkerntes und gehacktes Gaeta oder andere milde schwarze Oliven

1/4 Tasse fein gehackte frische Petersilie

2 Esslöffel Kapern, gespült und gehackt

1/2 Teelöffel getrockneter Oregano

1/4 Tasse natives Olivenöl extra

Salz nach Geschmack

Prise zerkleinerten roten Pfeffer

1 Pfund Farfalle oder getrocknete Fettuccine

1. In einer großen Schüssel Tomaten, Sardellen, Knoblauch, Oliven, Petersilie, Kapern, Oregano, Öl, Salz und Paprika vermischen. 1 Stunde bei Raumtemperatur stehen lassen.

2. In einem großen Topf mindestens 4 Liter Wasser zum Kochen bringen. Fügen Sie 2 Esslöffel Salz hinzu, dann die Nudeln. Gut umrühren. Bei starker Hitze unter häufigem Rühren kochen, bis die Nudeln weich sind. Etwas Kochwasser beiseite stellen. Die Nudeln abtropfen lassen.

3. Werfen Sie die Nudeln mit der Sauce. Fügen Sie etwas Kochwasser hinzu, wenn die Nudeln trocken erscheinen. Sofort servieren.

Pasta mit rohem Gemüse

Pasta alla Crudaiola

Ergibt 4 bis 6 Portionen

Sellerie verleiht dieser einfachen Sommernudel Crunch und Zitronensaft einen sauberen, leichten Geschmack.

2 Pfund reife Tomaten, geschält, entkernt und gehackt

1 Knoblauchzehe, sehr fein gehackt

1 Tasse zarte Sellerierippen, in dünne Scheiben geschnitten

1⁄2 Tasse Basilikumblätter, gestapelt und in dünne Bänder geschnitten

1⁄2 Tasse Gaeta oder andere milde schwarze Oliven, entkernt und gehackt

1⁄4 Tasse natives Olivenöl extra

1 Esslöffel Zitronensaft

Salz und frisch gemahlener schwarzer Pfeffer

1 Pfund Fusilli oder Gemelli

1. Die Tomaten mit Knoblauch, Sellerie, Basilikum und Oliven in eine große Schüssel geben und gut verrühren. Öl, Zitronensaft sowie Salz und Pfeffer nach Geschmack einrühren.

2. In einem großen Topf mindestens 4 Liter Wasser zum Kochen bringen. Fügen Sie 2 Esslöffel Salz hinzu, dann die Nudeln. Gut umrühren. Bei starker Hitze unter häufigem Rühren kochen, bis die Nudeln weich sind. Die Nudeln abtropfen lassen und schnell mit der Sauce vermengen. Sofort servieren.

"Beeil dich" Spaghetti

Spaghetti Sciue 'Sciue'

Ergibt 4 bis 6 Portionen

Kleine Traubentomaten haben einen großen Tomatengeschmack und haben das ganze Jahr über Saison. Kirschtomaten eignen sich auch gut für dieses Rezept. Die neapolitanische Phrase sciue 'sciue' (ausgesprochen shoo-ay, shoo-ay) bedeutet so etwas wie "beeil dich", und diese Sauce ist schnell zuzubereiten.

1/4 Tasse Olivenöl

3 Knoblauchzehen, dünn geschnitten

Prise zerkleinerten roten Pfeffer

3 Tassen Traubentomaten oder Kirschtomaten, halbiert

Salz

Prise getrockneter Oregano, zerbröckelt

1 Pfund Spaghetti

1. Gießen Sie das Öl in eine Pfanne, die groß genug ist, um die gekochten Nudeln aufzunehmen. Fügen Sie den Knoblauch und den roten Pfeffer hinzu. Bei mittlerer Hitze ca. 2 Minuten kochen, bis der Knoblauch leicht golden ist. Fügen Sie die Tomaten, Salz nach Geschmack und den Oregano hinzu. Ein- oder zweimal umrühren, 10 Minuten oder bis die Tomaten weich und die Säfte leicht eingedickt sind. Schalten Sie die Heizung aus.

2. In einem großen Topf mindestens 4 Liter Wasser zum Kochen bringen. Fügen Sie 2 Esslöffel Salz und dann die Nudeln hinzu und drücken Sie sie vorsichtig nach unten, bis die Nudeln vollständig mit Wasser bedeckt sind. Gut umrühren. Bei starker Hitze unter häufigem Rühren kochen, bis die Nudeln al dente, zart und dennoch bissfest sind. Die Nudeln abtropfen lassen und etwas Kochwasser aufheben.

3. Die Nudeln mit der Tomatensauce in die Pfanne geben. Drehen Sie die Hitze auf hoch und kochen Sie unter Rühren für 1 Minute. Fügen Sie etwas Kochwasser hinzu, wenn die Nudeln trocken erscheinen. Sofort servieren.

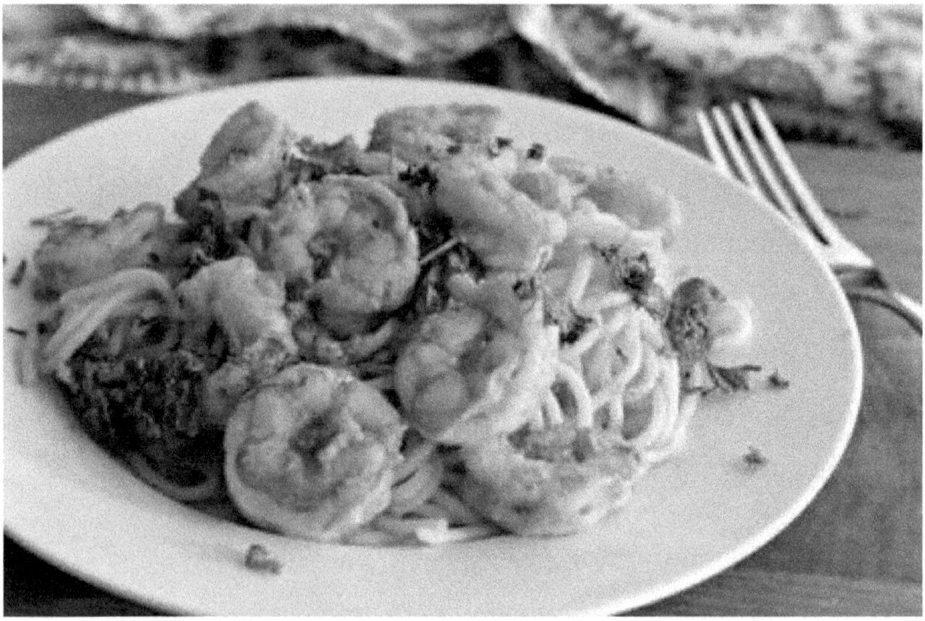

"Wütend" Penne

Penne all'Arrabbiata

Ergibt 4 bis 6 Portionen

Diese Penne nach römischer Art werden wegen des glühenden Geschmacks der Tomatensauce als "wütend" bezeichnet. Verwenden Sie so viel oder so wenig zerkleinerten roten Pfeffer, wie Sie möchten. Diese Pasta wird normalerweise ohne Käse serviert.

1/4 Tasse Olivenöl

4 Knoblauchzehen, leicht zerkleinert

Zerkleinerter roter Pfeffer nach Geschmack

2 Pfund frische Tomaten, geschält, entkernt und gehackt, oder 1 (28 Unzen) können italienische geschälte Tomaten importieren, abtropfen lassen und hacken

2 frische Basilikumblätter

Salz

1 Pfund Penne

1. Gießen Sie das Öl in eine Pfanne, die groß genug ist, um alle Nudeln aufzunehmen. Fügen Sie den Knoblauch und den Pfeffer hinzu und kochen Sie, bis der Knoblauch tief golden ist, ungefähr 5 Minuten. Entfernen Sie den Knoblauch.

2. Fügen Sie die Tomaten, Basilikum und Salz hinzu, um zu schmecken. 15 bis 20 Minuten kochen lassen oder bis die Sauce dick ist.

3. In einem großen Topf mindestens 4 Liter Wasser zum Kochen bringen. Fügen Sie 2 Esslöffel Salz hinzu, dann die Nudeln. Gut umrühren. Bei starker Hitze unter häufigem Rühren kochen, bis die Nudeln al dente, zart und dennoch bissfest sind. Etwas Kochwasser beiseite stellen. Die Nudeln abtropfen lassen.

4. Übertragen Sie die Penne in die Pfanne und werfen Sie sie gut bei starker Hitze. Fügen Sie etwas Kochwasser hinzu, wenn die Nudeln trocken erscheinen. Sofort servieren.

Rigatoni mit Ricotta und Tomatensauce

Rigatoni mit Ricotta und Salsa di Pomodoro

Ergibt 4 bis 6 Portionen

Dies ist eine altmodische süditalienische Art, Pasta zu servieren, die ziemlich unwiderstehlich ist. Einige Köche kleiden die Nudeln gerne nur mit der Tomatensauce und geben den Ricotta dann separat weiter, während andere vor dem Servieren alles mischen. Die Wahl liegt bei Ihnen.

21/2 Tassen Tomatensauce

1 Pfund Rigatoni, Muscheln oder Cavatelli

Salz

1 Tasse Ricotta ganz oder teilweise bei Raumtemperatur abschöpfen

Frisch geriebener Pecorino Romano oder Parmigiano-Reggiano nach Geschmack

1. Bereiten Sie die Sauce bei Bedarf vor. In einem großen Topf mindestens 4 Liter Wasser zum Kochen bringen. Fügen Sie 2 Esslöffel Salz hinzu, dann die Nudeln. Gut umrühren. Bei starker

Hitze unter häufigem Rühren kochen, bis die Nudeln al dente, zart und dennoch bissfest sind.

2. Während die Nudeln kochen, bringen Sie die Sauce bei Bedarf zum Kochen.

3. Etwas scharfe Sauce in eine erhitzte Schüssel geben. Die Nudeln abtropfen lassen und in die Schüssel geben. Sofort umrühren und nach Belieben mehr Sauce hinzufügen. Ricotta hinzufügen und gut umrühren. Den geriebenen Käse separat weitergeben. Sofort servieren.

Fliegen mit Kirschtomaten und Semmelbröseln

Farfalle al Pomodorini e Briciole

Ergibt 4 bis 6 Portionen

Diese Pasta ist derzeit in Italien sehr beliebt. Servieren Sie es mit einem Spritzer Olivenöl extra vergine.

6 Esslöffel Olivenöl

1 Pfund Kirsch- oder Traubentomaten, längs halbiert

1/2 Tasse einfache trockene Semmelbrösel

1/4 Tasse frisch geriebener Pecorino Romano

2 Esslöffel gehackte frische Petersilie

Salz und frisch gemahlener schwarzer Pfeffer

1 Pfund Farfalle

Natives Olivenöl extra

1. Stellen Sie einen Rost in die Mitte des Ofens. Heizen Sie den Ofen auf 350 ° F vor. 4 Esslöffel Öl in eine 13 × 9 × 2-Zoll-

Auflaufform geben. Die geschnittenen Tomaten mit der Seite nach oben in der Pfanne verteilen.

2. In einer kleinen Schüssel die Krümel, den Käse, die Petersilie, die restlichen 2 Esslöffel Olivenöl sowie Salz und Pfeffer nach Geschmack vermengen. Die Krümel über die Tomaten streuen. 30 Minuten backen oder bis die Tomaten zart sind und die Krümel leicht geröstet sind.

3. In einem großen Topf mindestens 4 Liter Wasser zum Kochen bringen. Fügen Sie 2 Esslöffel Salz hinzu, dann die Nudeln. Gut umrühren. Bei starker Hitze unter häufigem Rühren kochen, bis die Nudeln zart, aber leicht unterbacken sind. Die Nudeln abtropfen lassen und mit den Tomaten und einem Spritzer Olivenöl extra vergine in die Pfanne geben. Sofort servieren.

CPSIA information can be obtained
at www.ICGtesting.com
Printed in the USA
LVHW081520100222
710600LV00011B/332

9 781804 500002